AF756608

SOIGNER

LES LIMITES DES TECHNO-SCIENCES DE LA SANTÉ

Transversales philosophiques

Codirecteurs de la collection :
Jean-Jacques Wunenburger et Valentina Tirloni

Plus que jamais la philosophie est exposée à une double dérive, se replier sur son histoire en pratiquant l'archéologie des textes, se disperser dans la prolifération des savoirs et controverses du jour en mimant les sciences humaines. La philosophie n'a pas d'objet propre, mais avec ses méthodes de conceptualisation et d'argumentation, elle peut et doit ouvrir des chemins nouveaux qui passent entre les choses, entre les savoirs, entre les disciplines ou même les traversent en diagonales. De ces parcours croisés, qui sortent des sentiers académiques bien balisés, peuvent sortir des morphologies, des typologies, des cohérences, des généalogies inédites. C'est en traçant et en suivant des lignes obliques entre esthétiques, anthropologies, sciences, éthiques, théologies, mais aussi entre rationalités et symboliques que la philosophie peut dévoiler, au cœur du contemporain, ses richesses insoupçonnées. Loin des systèmes clos, mais toujours à l'affût d'une libre circulation entre les époques, les écoles, les traditions et les cultures, la philosophie peut donc faire autre chose que se répéter ou de céder aux modes médiatiques. Cette collection philosophique veut rassembler des travaux individuels ou collectifs de philosophie qui permettent d'ouvrir des parcours, capables encore de renouveler nos savoirs bien identifiés et de nous donner à penser, jusqu'à l'étonnement, principe et origine de toutes recherches philosophiques.

Comité scientifique
Francesca Bonicalzi (Université de Bergame, Italie)
Claudio Bonvecchio (Université de l'Insubria, Italie)
Ionel Buse (Université de Craiova, Roumanie)
Jean-Claude Gens (Université de Bourgogne)
Kuan-min Huang (Academia Sinica, Taipei, Taiwan)
Philippe Walter (Université de Grenoble 3)

Titres parus :
- Geneviève GOBILLOT (éd.), *Monde de l'Islam et occident. Les voies de l'interculturalité* (2010).
- Valentina TIRLONI (éd.), *Du Gestell au dispositif. Comment la technicisation encadre notre existence* (2010).
- Yves DURAND, Jean-Pierre SIRONNEAU, Alberto Filipe ARAUJO (éds.), *Variations sur l'imaginaire. L'épistémologie ouverte de Gilbert Durand. Orientations et innovations* (2011).
- Gilles HIERONIMUS, Julien LAMY (éds.), *Imagination et mouvement. Autour de Bachelard et Merleau-Ponty* (2011).
- Jean-Philippe PIERRON (éd.), *L'homme à la folie. Psychiatrie et philosophie* (2012).
- Valentina TIRLONI, *Mondes virtuels : imagination et réalité* (2012).
- Paolo MOTTANA, *Le regard imaginal* (2013).
- Patrick PAJON, Marie-Agnès CATHIARD (éds.), *Les imaginaires du cerveau*, (2014).
- Cécile NOU, Henry DICKS, Jean-Philippe PIERRON, Claire HARPET, *Usée, sale, impure. Rationalités, usages et imaginaires de l'eau*, (2015).
- Maria Noel LAPOUJADE, *L'imagination esthétique. Le regard de Vermeer*, (2017).

Jean-Jacques WUNENBURGER

SOIGNER

LES LIMITES DES TECHNO-SCIENCES DE LA SANTÉ

EME éditions

Adressez les commandes à votre libraire ou directement à

Éditions L'Harmattan

5,7 rue de l'École Polytechnique
F - 75005 Paris
Tél : 00[33]1.40 46 79 20
Fax : 00[33]1.43 25 82 03
commande@harmattan.fr
http://www.editions-harmattan.fr

ISBN : 978-2-8066-3690-4 D/2019/9202/25

© **EME Éditions**
Grand'Place, 29
B-1348 Louvain-la-Neuve

Tous droits de reproduction, d'adaptation ou de traduction, par quelque procédé que ce soit, réservés pour tous pays sans l'autorisation de l'éditeur ou de ses ayants droit.

www.eme-editions.be

OUVERTURE

Les conditions de maintien de la santé et les savoirs scientifiques et techniques accumulés pour guérir l'homme malade n'ont jamais connu globalement un bilan aussi impressionnant, malgré encore de criantes inégalités sur la planète. Les progrès de la médecine deviennent même l'indicateur le plus indiscutable pour illustrer et justifier les choix de civilisation faits en faveur de la rationalité scientifique et technologique.

Pourtant l'institution et les pratiques médicales, au moment de leur apogée dû à leurs performances et à leur extension à de nouveaux domaines d'intervention (procréation, prothèse, etc.) suscitent des réserves, des critiques voire des remises en question inédites : économiques (du fait de coûts prohibitifs d'une médecine de riches, empêchant une distribution des soins plus justes), anthropologiques (la médecine d'origine occidentale rencontrant de plus en plus la résistance ou la complémentarité de médecines extra-européennes, médecine chinoise, tradipraticiens africains, etc.), psychologique et éthique (le soin - *cure*, en anglais - minorant ou oubliant souvent le soin - *care*).

Le présent ouvrage se situe dans le sillage de cette évaluation de la biomédecine dominante, en prenant acte des différentes critiques signalées, mais en se centrant sur la question des limites de la maîtrise scientifique et technique dans la pratique thérapeutique. Apprendre et appliquer l'ensemble des savoirs et savoir-faire de la biomédecine, qui repose sur des sciences hyperspécialisées et des dispositifs techniques de haut biveau (*high tech*), peut certes apporter des résultats objectifs pour prévenir, soulager ou guérir, mais sans répondre à toutes les dimensions de la pathologie et de la thérapie.

Le médecin apparaît lorsqu'un humain devient - ou se croit - malade (et n'est pas seulement atteint d'une maladie) et s'adresse à un autre humain qui est censé lui apporter de l'aide. La scène de la médecine est délimitée par la rencontre de deux êtres qui partagent l'expérience d'une douleur, d'une souffrance, d'une anomalie, d'un dysfonctionnement, d'un handicap, d'un risque de mort, etc., entre lesquels vont s'interposer des savoirs multiples, des échanges d'information complexes, des théories explicatives, des appareillages et des remèdes. Il est manifeste que le « progrès médical » s'est déployé avant tout sur les trois derniers points, la biologie, les appareillages techniques et la pharmacopée industrielle. Si cette séquence a permis des succès visibles et largement valorisés, la dimension humaine a été souvent maltraitée, déniée, voire oubliée.

Or un être malade n'est pas seulement atteint d'une pathologie locale et ponctuelle mais fait l'épreuve d'un changement dans tout son être. Une médiation médicalisée n'est pas seulement une application d'un protocole standard, plus ou moins corrigé par des variables individuelles, et amélioré par telle ou telle découverte, mais une mise en œuvre d'une intelligence multidimensionnelle, culturelle, singulière, partagée entre un patient qui ressent un vécu et un expert sachant ; la thérapeutique, depuis les injonctions du médecin jusqu'aux soins directs et indirects, mobilise des compétences mais aussi des sentiments moraux, des croyances, de l'imagination, des émotions, etc.

Sans aller jusqu'à vouloir inverser la situation historique et culturelle, qui privilégierait des facteurs psychoculturels et l'humanité du soin sur l'offre technoscientifique, on voudrait réunir un ensemble d'arguments et de points de vue qui feraient de cette médecine à visage humain non une cerise sur le gâteau du soin, une sorte de supplément psycho-moral d'une action pragmatique rationnelle, mais le cadre, le fond, la substance même de l'acte médical. À tous les niveaux, de la première rencontre duelle d'un malade et d'un médecin jusqu'à l'agonie, de la médecine organique jusqu'à la psychopathologie, doivent d'abord être pris en compte la totalité, la singularité et la complexité d'un sujet patient, qui idéalement devrait être aidé par un *alter ego* médecin ou soignant, engagé de manière symétrique dans sa totalité, singularité et complexité. Il y va de l'humanité de cette expérience et de cette rencontre et peut-être aussi souvent de son efficacité.

Autrement dit, la médecine comprise comme l'ensemble des savoirs et pouvoirs destinés à maintenir ou à rétablir la santé doit-elle avant tout miser sur la maîtrise du vivant comme système autarcique objectivable, qui va d'ailleurs de plus en plus être remplacé par des artefacts (des prothèses aux puces puis à la santé connectée) ou doit-elle aussi avant tout s'inscrire dans une approche totale, holistique, intégrative, complexe, qui excède les sciences biologiques expérimentales ? Bien plus, les techniques de la santé peuvent-elles être efficaces si elles ne sont pas accompagnées d'une implication de toute la personne, dans ses dimensions multiples, ses interrelations émotionnelles et herméneutiques avec les soignants et l'entourage et même de toutes les dimensions de la vie extérieure, de l'environnement, du milieu, de la nature voire du cosmos (et ses rythmes) ? Bien plus encore, les interventions sur l'être malade peuvent-elles se faire selon les seuls critères d'une instrumentation, d'une instrumentalisation, d'une utilité pragmatique ou aussi en respectant et en intégrant des valeurs humanistes et éthiques (respect, liberté, autonomie, dignité, compassion, etc.) ?

Ce volume, issu de billets d'humeur, d'exposés didactiques et d'études plus académiques tente de parcourir la trajectoire et le paysage de la biomédecine contemporaine, pour y débusquer l'épaisseur et la profondeur humaines, un organisme complexe, une psychologie plurielle, une éthique exigeante. La pratique médicale apparaît dès lors comme irréductible à son modèle technico-scientifique, la biomédecine, et comme toujours en dette envers un homme qu'il ne s'agit pas seulement de soigner d'une maladie, plus ou moins efficacement, mais de comprendre dans son intégralité physique, psychique, sociale et culturelle, à traiter comme un sujet digne et respectable, et qu'il convient d'accompagner vers la guérison ou la mort en sollicitant toutes ses ressources, au-delà des faits accessibles au savoir scientifique et du savoir-faire technique.

Ces différentes approches cherchent, sans crispation dualiste ni polémique stérile, à rappeler la complexité de la santé et de la maladie en faisant toujours la part des limites de chaque approche, mais en ouvrant au maximum le spectre des savoirs et des pouvoirs, sans prendre le parti de céder au panégyrique des uns et à la diabolisation des autres. Car rester en santé ou retrouver la santé est aujourd'hui une visée qui fait appel à une prolifération de sources d'informations, à une panoplie vertigineuse de pratiques qui ne peuvent se réduire toujours aux annonces tonitruantes des médicaments miracles et des biotechnologies définitivement victorieuses des maux. On peut ainsi prendre la mesure que la médecine n'est pas seulement une intervention rationnelle sur la nature, mais une interaction mystérieuse avec l'homme, dans toutes ses dimensions.

La médecine plurielle et pluridimensionnelle dans ses moyens et ses fins gagne à redevenir un carrefour de savoirs et de pouvoirs, en accueillant tout ce que les humains ont trouvé pour mieux vivre, en conservant à la fois la confiance en toute médecine et en admettant avec prudence les manières de faire des uns et des autres. Ainsi la médecine retrouvera son image composite et nuancée d'être à la fois une tradition, un art, une technique et une science au service de la vie et de la personne humaine, prises comme valeurs.

PARTIE I

Quel corps soigner ?

Les questions de la santé et de la médecine sont conditionnées par les relations d'un individu à son corps, qui dépendent elles-mêmes en large part de la culture. Notre vécu corporel passe par le filtre de représentations et de valeurs qui sont charriées par les mentalités, les normes collectives, les goûts, les modes, les imaginaires, mythes et idéologies. Avant de traverser le champ socio-culturel de la santé, il serait donc opportun de resituer le contexte contemporain, en Occident du moins, du statut du corps. Le corps, sain ou malade, n'est pas un corps en soi, objectif, intemporel, mais un corps situé dans l'espace et le temps de l'histoire de la sensibilité, de l'imagination, de la rationalité, sur lequel se portent des désirs, des fantasmes, des craintes et tabous mais aussi des idéaux de développement et de perfection, largement véhiculés par les publicités, les conseils paramédicaux, les esthétiques du corps, du cosmétique, de la diététique, etc.

Cette approche de la représentation du corps a été largement développée par les sciences humaines et sociales[1]. Nous sommes héritiers d'une longue histoire qui, depuis plus d'un siècle, tend à associer de plus en plus le corps, sa condition, ses performances au plaisir et au bien-être. Pourtant de plus en plus ce corps de désir et de plaisir est confronté à de nouvelles attentes et normes, à un corps artificiel, un corps transformé par la technique, les prothèses et la robotisation. Cette transformation peut se

---

1 Voir les travaux de Georges Vigarello, Alain Corbin et David Le Breton.

lire à la fois comme le prolongement de l'hédonisme précédent mais aussi comme une sorte de nouvelle quête puritaine où la réalité du corps de plaisir et de déplaisir se voit remplacée par un corps-machine, émancipé des finitudes du corps. Ainsi notre époque reste avant tout marquée par une sorte de mélange de plusieurs approches, d'hybridation de schèmes contrastés, ce qui permet en un sens à chacun de se trouver une place, sans se plier à des excès de standard, mais qui empêche aussi tout repère dominant pour structurer l'espace des représentations et des normes du corps propre.

CHAPITRE 1

Les idéologies contemporaines du corps

S'il est généralement admis que l'évolution des mentalités et des mœurs, depuis la fin de la première guerre mondiale en Europe, est placée sous le signe d'un hédonisme et d'un narcissisme dominants, l'évaluation précise des changements de rapports entre plaisir et déplaisir, entre jouissance et renoncement, dans les représentations du corps propre et dans son appropriation privée et publique, continue de faire problème[2]. Sans doute peut-on, pour cette période, retrouver dans l'évolution de l'imaginaire social, l'alternance périodique des deux pôles symboliques autour desquels se sont élaborées, dans le passé, les images du corps : celui d'un corps « naturel », autoplastique, s'autodéterminant selon le principe du plaisir, et celui d'un corps-artefact, alloplastique, façonné et contraint selon des canons externes. Le paradoxe de notre société contemporaine ne réside-t-il cependant pas dans un syncrétisme inédit des deux paradigmes du corps, dont les effets culturels et psychologiques sur la santé et la médecine méritent d'être mieux évalués ?

2 Voir Levêque, P., (dir.), *Éducation et hygiène du corps à travers l'histoire*, Dijon, Éd. Universitaires de Dijon, 1991.

1 | Permanence du cycle normalisation/ libération du corps

L'ère productiviste et énergétiste, valorisant l'effort physique, le corps instrumentalisé, le travail social, qui avait prévalu durant le XIXe siècle, a commencé son déclin dans la sphère des représentations normatives bien avant les transformations de la civilisation matérielle. Au lendemain de la Première Guerre mondiale, l'image du corps s'émancipe du dolorisme industriel et du puritanisme religieux, pour être prise en charge, par expansion progressive dans des couches sociales nouvelles, par ce que le sociologue Michel Maffesoli nomme un « dyonysisme »[3]. L'évolution des loisirs (camping, bains de mer), comme la naissance des mouvements d'éducation nouvelle (Montessori, Freinet, etc.) témoignent d'aspirations à l'épanouissement de l'individu dans son rapport à la nature ou aux autres, qui concordent d'ailleurs avec le développement des thèses psychanalytiques freudiennes, assez rapidement transformées déjà en idéologie antirépressive[4]

La déculpabilisation du corps, le retour de l'hédonisme, la réconciliation de l'esprit et des sensations physiques, demeurent cependant régis, durant la période 1920-1960, par un imaginaire hétéronome, normatif et une forte prégnance de mimétismes sociaux. Femmes et hommes se voient soumis à des modèles canoniques de beauté, de maintien, d'habillement favorisés par la mode de l'élégance et surtout par l'impact du cinéma. Dès les années 1920, « Le cinéma d'Hollywood aida à créer de nouveaux standards de l'apparence de la présentation du corps, convainquant le public en masse de l'importance d'être "beau". Hollywood répandit les valeurs de la nouvelle culture de consommation et projeta devant le monde entier les images du style de vie enchanteur des célébrités… Héléna Rubinstein, qui amassa une fortune de plus de 50 millions de dollars, exploita cette mode, en se faisant l'avocate enthousiaste de la beauté pour les masses. Elle rassura les femmes en leur assurant qu'il n'y a aucun mal à vouloir conserver sa jeunesse, et elle formula l'équation : jeunesse=beauté=santé… Hollywood contribua… à changer l'idéal masculin

3 Maffesoli, M., *L'ombre de Dionysos*, Paris, Méridiens-Anthropos, 1982, p. 31 *sq*.
4 Wunenburger, J.-J., *Freud, entre science et religion*, Paris, L'esprit du temps, 2013.

dans les années 1920 : la première superstar du cinéma, Douglas Fairbanks, qui était célèbre pour ses prouesses athlétiques dans les films historiques ou exotiques, fut commercialisée en tant que symbole de virilité et fanatique de la bonne forme physique »[5].

Il faudra attendre la fin des années 1960 pour voir brutalement refluer cette standardisation des images du bien-être corporel, qui fut entraînée dans la contestation de la société de consommation et des stratégies aliénantes des institutions. Idéaux sexuels, modes, maquillage, loin de participer à la mise en scène émancipatrice du corps, passent pour des ruses oppressives qui maintiennent l'individu dans une hétéronomie humiliante. Dans le sillage des discours libertaires se cristallise, voire s'enflamme alors un imaginaire spontanéiste du corps, valorisant la jouissance sans entrave, l'auto-détermination par le désir, la transgression des rôles biopsychologiques. Le succès des *happenings*, l'attirance pour les communautés de libre-échange, traduisent un retour en force d'anciens adamismes prophétiques médiévaux, qui se proposaient déjà « de donner naissance au Nouvel Adam, au prix d'un retour à la nudité prévestimentaire et préculturelle, d'une destruction de la table des valeurs, d'une abolition des tabous sexuels et du déclenchement historique d'une apocalypse éliminant radicalement tous les méchants »[6]. Ce refus de tout modèle normatif de comportement se trouve systématisé et justifié dans l'antipsychiatrie, pour qui tout rapport à soi, aussi délirant et atypique qu'il apparaisse, constitue une sorte de voyage initiatique vers les profondeurs cachées de l'humanité[7]. La libération du corps ne passe donc plus d'abord par des figures idéales, auxquelles il s'agit de participer magiquement ou mimétiquement ; le corps devient un espace de libre jeu, fermé sur lui-même, doté de toutes les ressources propres pour atteindre à la plénitude de soi assimilée à l'extase.

La violence de ces revendications, l'extrémisme de ces images, le coût psychique de leur expérimentation ont pourtant brisé l'élan de ce paradigme libertaire, qui n'est pas parvenu dans les années 1970-1980 à structurer un véritable imaginaire collectif, à informer de manière stable les comportements en dehors

5 Featherstone, M., « Le corps dans la culture de consommation » in *Sociétés*, n° 15, septembre 1987, p. 9.
6 Brun, J., *La nudité humaine*, Paris, Fayard, 1973, p. 133.
7 Voir par exemple Laing, R.D., *La politique de l'expérience*, Paris, Stock, 1969.

de réseaux marginaux. De sorte que nos sociétés se trouvent aujourd'hui confrontées à une sorte de coexistence hybride de modèles, celui d'un corps de désir, libre de toutes identité et normativité, et celui d'un corps silencieux, transparent, parfait, à l'image d'une machine. Mais n'y a-t-il pas conflit entre cette perdurance quelque peu refroidie du rêve d'une jouissance extatique et une réactualisation de vieux mythes d'un corps robotisé censé nous délivrer de toute insatisfaction ?

2 | La double contrainte du corps vitaliste et du corps machine

La particularité des temps présents semble bien résider dans un emboîtement inextricable de deux stratégies du bien-être physique. Certes tous nos contemporains partagent, peu ou prou, les mêmes certitudes relatives aux aversions corporelles : le seuil de tolérance de la douleur s'affaiblit avec le développement des analgésiques, les handicaps physiques apparaissent comme des injustices sociales exigeant reconnaissance, le vieillissement est perçu de plus en plus souvent comme un accident malencontreux que l'on peut prévenir, éviter ou retarder, etc. Mais quels modes de vie, quelles manières d'être choisir pour mettre le corps à l'abri de ce qui lui nuit, et pour en obtenir le plus de satisfactions sensibles possible ? Incontestablement l'individu actuel se trouve confronté à deux types d'injonctions contraires, voire contradictoires :

– d'un côté, sur fond d'une revitalisation de la nature et de l'animal par l'écologie, il se voit proposer un hédonisme fusionnel, axé sur la régression vers un corps primitif, sur la quête d'un plaisir intimiste et légitimé par une resacralisation de la Nature, opposée à toutes les perversions véhiculées par les artefacts malfaisants de la civilisation technicienne. Le corps devient ainsi le lieu de conservation et de réalisation de valeurs bonnes, synonymes d'équilibre, d'harmonie, de pureté originelle, dans un environnement contaminé par des artifices qui dénaturent l'ordre des choses et répandent pollution, violence et mort. Le rapport au corps, les techniques corporelles, non seulement procurent les conditions d'un bonheur, mais peuvent même parfois servir de voies de régénération mystique. Le mythe d'une Nature paradisiaque, dont le corps serait comme la porte d'entrée, se transforme ainsi en différentes idéologies hygiénistes ou psychothérapiques : le corps est censé recéler des puissances cachées, rattachées à la résilience, de restauration du bien-être psychique, ou de transformation de soi (comme dans les bioénergies d'inspiration californienne, récupérées par la spiritualité du *New Age* ou l'écologie profonde), il peut être protégé contre tout dérèglement par une diététique naturiste, il peut s'épanouir dans une sexualité déculpabilisée, sans contrainte monogamique, etc.[8]

– d'un autre côté cependant, l'individu est invité à abandonner la possession égocentrée et la gestion privée de son corps, pour le confier à des experts et à des prothèses qui lui garantiront le seul véritable épanouissement sans risques. En effet, à l'opposé des tentations naturalistes, s'est développée une idéologie bio-technocratique qui rêve de corriger ou d'améliorer la vie du corps grâce à des artefacts issus des sciences de la vie (d'où les slogans « être bien dans sa peau », « rester jeune », etc.) et des ingénieries informatiques qui font miroiter les atouts de la santé connectée. La médecine, dont on n'attend plus seulement l'éradication de la maladie mais aussi l'amélioration du confort existentiel, voire l'accroissement de la vitalité, devient ainsi une institution surdéveloppée, survalorisée, qui ne peut que secréter des conduites de dépendance et d'assistance des individus. Ceux-ci, afin de se protéger contre les risques, les limites biopsychologiques, l'usure du temps, cèdent aisément au mythe de l'automate immuable[9] et sont généralement prêts à réduire leur corps à une pure machine normalisée et contrôlée par des spécialistes. L'obsession du corps idéal, la hantise des performances sportives (Dopage) ou sexuelles (pilule Viagra), le désir de faire disparaître tout handicap, la peur du vieillissement et de la mort poussent alors les hommes à renoncer à leur corps réel pour courir après un corps artificiel, libre de toute imperfection. Le prix de ce bonheur physique est cependant la limitation de la liberté : en échange de la santé, du bien-être, on se voit contraint d'obéir aux campagnes de prévention ou de dépistage, on se soumet aux innombrables réseaux institution-

[8] Sur ces questions, à la fin du XXe siècle voir Stéphane, A., *L'univers contestationnaire*, Paris, P. B. Payot, 1969 ; Laplantine, F., *La culture du psy ou l'effondrement des mythes*, Toulouse, Privat, 1975.

[9] Voir Beaune, J.-C., *L'automate et ses mobiles*, Paris, Flammarion, 1983.

nels qui normalisent le bien-vivre, économiquement, socialement, intellectuellement[10].

En ce début du XXIe siècle, on voit bien s'affronter, dans la cacophonie la plus complète, deux modes de traitement du corps, sous-tendus par deux grandes polarités mythiques, celles de la nature primitive et de la machine éternelle, qui alimentent toutes deux une panoplie de micro-idéologies libératrices. Reste à savoir sur quoi débouchent ces intimations sociales divergentes et si elles ne relèvent pas d'une subtile forme de « double-contrainte » paradoxalement pathogène[11].

3 | Corps libéré ou corps mystifié ?

Même si cette coexistence plurielle de modèles de développement de la vie du corps est souvent considérée comme un acquis positif de la modernité, on peut se demander si elle n'est pas, souterrainement, génératrice de frustrations et de dysfonctionnements, d'autant plus réels qu'ils demeurent silencieux, puisqu'ils ne sont pas formulables dans un système culturel où l'accès au bien-être n'est ni impossible ni interdit. En fait les signes d'un désarroi des comportements ne manquent pas :

– on peut remarquer d'abord combien les représentations valorisantes du corps se trouvent systématiquement médiatisées par des images, de sorte que la plupart du temps le rapport réel au corps est court-circuité par sa propre représentation symbolique. Comme l'a souligné Christopher Lasch déjà : « Les appareils photo et les caméras ne font pas que transcrire le vécu, ils changent aussi sa qualité, transformant une grande partie de la vie moderne en une énorme salle de résonance, un hall de miroirs. La vie se présente comme une succession d'images, de signaux électroniques, d'impressions enregistrées et reproduites au moyen de la photographie, des films, de la télévision et de moyens d'enregistrement sophistiqués. Les images électroniques s'interposent si bien dans la vie moderne que nous ne pouvons nous empêcher de réagir aux autres comme si leurs actions – et les nôtres – étaient enregistrées

10 À titre d'exemple : Descamps, A., *L'invention du corps*, Paris, PUF, 1986 ; *Le langage du corps*, Paris, PUF, 1988 ; *Ce corps haï et adoré*, Paris, Tchou, 1988.

11 Bateson, G., *Vers une écologie de l'esprit*, Paris, Seuil, 1980.

et simultanément diffusées à un public invisible ou encore emmagasinées pour être soumises à un examen minutieux plus tard »[12]. Si le rapport au corps aujourd'hui semble plus individuel, moins soumis à la logique mimétique collective, il n'en reste pas moins que cet effet spéculaire du regard médiatique, que ce voyeurisme électronique, nous amène insensiblement à intérioriser des attitudes et comportements du corps en fonction de l'omniprésente galaxie d'images qui nous environnent. Dans ce cas se reconstitue à notre insu une orthopraxie du corps qui nous ramène à l'état de « foule solitaire »[13] ;

- la liberté de jouissance de notre corps se révèle d'autant plus fragile, voire illusoire, qu'elle prend souvent la forme contradictoire d'un impératif idéologique. Comme l'a déjà fait remarquer Jean Baudrillard, l'invitation à la jouissance, en devenant quasi un devoir social, se transforme en monopole axiologique, qui n'est guère différent de l'intimation sociale dominante de l'ancien puritanisme : il faut aujourd'hui se dire heureux dans son corps comme il fallait autrefois le contraindre ou le refouler. Le culte de la performance sexuelle ne suit pas forcément la courbe du plaisir amoureux. « L'homme moderne passe de moins en moins de sa vie à la production dans le travail, mais de plus en plus à la production et innovation continuelle de ses propres besoins et de son bien-être. Il doit veiller à mobiliser constamment toutes ses virtualités, toutes ses capacités consommatives. S'il l'oublie, on lui rappellera gentiment et instamment qu'il n'a pas le droit de ne pas être heureux. Il n'est donc pas vrai qu'il soit passif : c'est une activité continuelle qu'il déploie. Sinon, il courrait le risque de se contenter de ce qu'il a et de devenir asocial »[14] ;

- il n'est donc pas interdit de se demander si cette pluralité de rapports à la satisfaction physique ne cache pas une profonde mystification qui vient de ce que les processus de différenciation et de distinction par et dans son corps ne sont plus codés de manière lisible et visible, suscitant ainsi non seulement des échecs inavouables et pathogènes, mais aussi de nouvelles inégalités

12 Lasch, C., *Le complexe de Narcisse*, Paris, R. Laffont, 1980, p. 47 et aussi Sennet, R., *Les tyrannies de l'intimité*, Paris, Seuil, 1979 ; Lipovetski, G., *L'ère du vide*, Paris, Gallimard, 1983.

13 Riesman, C., *La foule solitaire, anatomie de la société moderne*, Paris, Artaud, 1964.

14 Baudrillard, J., *La société de consommation*, Paris, Gallimard Idées, 1979, p. 113.

d'autant plus profondes qu'elles ne sont pas identifiables ni mesurables. Dans le passé, en effet, les rapports normatifs au corps (performances, vêtements, style) ont toujours servi de marqueurs de conditions sociales et de vecteurs symboliques permettant de produire des différences culturelles, par exemple entre la culture populaire et la culture savante. De nos jours l'idéologisation du corps par la publicité, la mercantilisation du corps du fait de la logique néo-libérale ont entraîné en apparence une banalisation et une libération du corps, qui sont allés de pair avec la massification des comportements (généralisation de la contraception, prêt-à-porter vestimentaire, etc.). Est-ce à dire que les corps sont devenus égaux ? On peut au contraire craindre que les processus de différenciation dans le rapport au corps, dans l'état d'anomie généralisé, ne se soient subtilement renforcés. Si chacun peut aujourd'hui avoir un libre accès à son corps, choisir son corps, naturalisé ou mécanisé, tous n'accèderont pas de la même manière au corps réel, individuel, sidérés qu'ils seront par les injonctions contradictoires ou les simulations imaginaires ; la réappropriation du corps-sujet n'est souvent qu'une idolâtrie d'un corps-objet, lui-même pris en charge dans une surréalité stérilisante[15].

En fin de compte, le statut du corps dans la culture contemporaine, pour syncrétique et disponible qu'il apparaisse, risque fort de se réduire à un corps-simulacre, support de signaux et de signes qui nous leurrent, au lieu d'être effectivement ce par quoi et en quoi un sujet accède pleinement à son identité différenciée. De sorte qu'il est permis de se demander si la culture contemporaine de la « libération » par le bien-être du corps ne risque pas de déboucher sur une véritable « déculturation » qui serait « appauvrissement des intérêts vitaux »[16]. Comment penser la médecine dans une société du désir qui pousse au paroxysme le rêve de santé parfaite ?

---

15 Voir la différence entre érotisme et pornographie : Baudrillard, J., *De la séduction*, Paris, Galilée, 1979.

16 Laplantine, F., *op. cit.*, p. 127 *sq*.

CHAPITRE 2

Imaginaires du corps virtuel

Notre expérience du corps propre oscille entre un corps réel, accessible aux sens ou à la manipulation biomédicale et un corps virtuel, fait de possibles, de rêveries, de fantasmes, d'irréalités qui peuvent le prolonger, le doubler, le masquer, voire le faire progressivement disparaître, le néantiser dans sa vie même. Ce surcorps produit d'abord par les rêves, les fantasmes, peut prendre un aspect matériel, s'inscrire dans des artefacts sensibles par le jeu d'images qui vont de la peinture à l'électronique aujourd'hui. Cette culture traditionnelle, intemporelle, transculturelle du corps connaît sans doute aujourd'hui certaines inflexions, des explorations inédites, des passages à la limite techniques et esthétiques qui ne manquent pas de nous interroger sur ses formes, enjeux et conséquences. Le corps propre individuel, inscrit naturellement dans la finitude du temps et de la mort, fait place de plus en plus au corps virtuel, accéléré ou éternisé, en tout cas muable, mutant, plastique à satiété. En quels sens ? Peut-on conférer une unité à des expressions aussi différentes que le corps numérisé des images de synthèse et le corps potentiel des biotechnologies conduisant à une anthropogénie (chirurgie esthétique, prothèses, dopage, manipulation génétique, etc.). Quelles sont les sources philosophiques (théosophie de l'imaginal, gnoses, alchimie, etc.) de ces expérimentations d'une « surnature » ? Quels sont les enjeux et les conséquences concernant l'idée même d'une Nature (*bios* doté d'un *télos* au sens d'Aristote) du vivant ? En quoi ces nouveaux imaginaires du corps vont-ils conditionner nos représentations et nos attentes devant la médecine ?

1 | Panorama des images du corps

Les hommes ont toujours revêtu leur corps biologique d'apparences artificielles, non naturelles, qui ont pris plusieurs formes symboliques, que l'on peut tenter d'inventorier et de classer, car ces images corporelles relèvent de registres à vrai dire assez hétérogènes, même si dans la pratique certaines d'entre elles peuvent se recouper ou se confondre. On gagnerait ainsi à distinguer :

– d'abord une imagerie du corps, qui désigne un ensemble de formes plastiques, graphiques, colorées ou non, qui permettent de le décorer, de le marquer de signes, de le recouvrir de textes et d'images[17]. Que ce soit à des fins purement esthétiques[18] (cosmétiques) ou à des fins symboliques comme dans les rites religieux (scarifications, tatouages), il s'agit d'artialiser le corps, d'arracher la corporéité à sa naturalité brute, immédiate, pour y porter des marques d'humanité et donc des signes de la culture et de l'art. L'artialisation du corps à la différence de l'artificialisation complète, corrige, épure, bonifie, amende le visible pour le rapprocher d'une œuvre, sans forcément bannir son état naturel, sans lui substituer des formes inventées de toutes pièces et étrangères[19]. Cette imagerie qui vient surcharger la surface du corps peut parfois être aussi le signe d'une instrumentalisation du corps par la culture qui s'en sert comme d'un objet sémiophore, porteur de signes. Par là d'ailleurs la peau est moins traitée comme limite extérieure de l'intérieur du corps, que sous forme de surface ouverte sur le dehors, exposée à l'ensemble des signes sociaux et cosmiques[20] ;

17 Voir Revue Traverses, *Panoplies du corps, n° 14-15.*

18 La parure sans autre fin que l'embellissement semble même pouvoir être constatée dans le règne animal. Voir Portmann, A., *La forme animale*, Paris, La bibliothèque, 2013.

19 La frontière entre l'artialisation du maquillage et l'artefact de la chirurgie esthétique qui remplace la chair par du silicone n'est pas toujours aisée à déceler aux seules apparences.

20 Sur ce corps sans intériorité, dont la surface est ouverture sur le dehors, voir Leenhardt, M., *Do Kamo, La personne et le mythe dans le monde mélanésien*, Paris, Gallimard, « TEL », 1985.

- ensuite un « imaginal » du corps, qui renvoie à différentes images qui dédoublent la forme physico-biologique, pour servir de support spatial mais immatériel d'un individu. À la différence de l'imagerie, le terme d'« imaginal » peut servir à désigner des images de réalités non immédiatement visibles dans le monde des sens, mais qui entrent dans le champ des perceptions psychiques comme des objets qui ont une consistance propre, qui ne dépendant donc pas de la fantaisie ou de la fantasmagorie d'une conscience[21]. On rencontre dans les siècles passés cette croyance assez générale que notre corps matériel n'est qu'une doublure d'une autre forme, le corps éthérique, qui sert de véritable enveloppe à l'âme, c'est-à-dire au principe d'animation. C'est bien pourquoi après la mort du corps biologique, l'individu peut, selon ces croyances, survivre dans son corps double, qui le fait appartenir à un autre ordre d'espace et de temps que lors de son passage dans ce monde incarné[22]. Cette croyance donne lieu à une riche iconographie, qui aboutit par exemple à la statuaire grecque du *kolossos*. Comme l'a montré J. P. Vernant, historien de l'antiquité grecque, le *kolossos* représente bien une sorte de double physique des individus morts, petite idole qui sert de mémorial et dont la forme plastique vient de la reproduction visible du corps invisible. Le *kolossos* serait ainsi moins copie, portrait d'un être ayant existé en chair et en os (à la manière dont une photographie rappellerait l'être décédé), que fabrication d'un double, autrement dit, image visible du corps de gloire qui ne meurt jamais[23]. Parfois le double est un véhicule qui permet d'exister sur le mode de la téléportation comme dans le chamanisme. Les religions monothéistes ont acculturé de diverses façons ce champ de vision d'un corps sur-visible. Ainsi dans le christianisme, la mort du Dieu qui s'est fait chair et homme, n'aboutit pas à sa disparition pure et simple du monde. Le thème de la résurrection après la découverte de son tombeau vide s'accompagne d'une réapparition aux yeux des hommes sous forme de spectre, de corps de résurrection, de figure corporelle immatérielle, de corps de lumière libérée de la pesan-

21 Le terme est utilisé par H. Corbin pour désigner dans la mystique (angélologie) un statut ontologique intermédiaire d'un être doté d'un corps mais immatériel.

22 Thème retrouvé par Bergson, H., dans *Les deux sources de la morale et de la religion*, Paris, PUF, 2003.

23 Vernant, J.P., *Mythe et religion en Grèce ancienne*, Paris, Seuil, « Point », réed., 2014.

teur opaque de la matière. Telle est bien la force inouïe du tableau de Grünewald qui montre un Christ en pleine gloire sortir du tombeau, le corps se trouvant comme irradié d'une lumière intérieure devenant purement translucide ;

- enfin un corps imaginaire qui désigne un ensemble de formes nouvelles du corps issues de l'imagination et prolongées par la technique. Il s'agit non de viser un double du corps, mais de rechercher une modification du corps actuel pour le faire accéder à des états autres, non naturels. De même que la vie psychique connaît des états modifiés de conscience au moyen de techniques d'extase ou de transe, de même le corps se voit soumis à des modifications qui tendent à le rendre conforme à un corps imaginaire, à un corps de rêve. Si ces techniques relèvent généralement d'expériences transitoires, éphémères, où l'on expérimente momentanément des puissances insoupçonnées, que l'on croyait irréelles, du corps (orgie, exploit sportif, rites de transe et possession), ou plus banalement de scénarios littéraires (dans la science-fiction par exemple), elles semblent devenir aujourd'hui accessibles à des pratiques maîtrisées et produisent des états standardisés du corps. Sous la pression de la recherche médicale, par exemple, on peut remplacer des organes par des appareils mécaniques ou électroniques, des prothèses qui remodèlent le corps et remplacent ses performances naturelles par des performances conditionnées et régulées par des machines. Diverses techniques d'injection hormonale ou de chirurgie entraînent de même des modifications biologiques du corps, de sa sexualité, de ses performances athlétiques, etc. La technique en insérant l'artefact dans la vie du corps matérialise ainsi des images du corps que l'on croyait relever de la simple fiction (prothèse, organe mécanique greffé puis informatique, puce et bionique) ou d'une forme déformée par la chimie (dopage)[24].

- on est proche enfin d'un corps « fantastique » (du grec *fantasma*, équivalent d'*eidolon*), qui remplace le corps vivant par un corps à proprement parler synthétique, c'est-à-dire numérique[25]. Selon les indications déjà données par Platon, le *fantasma* désigne en grec une réalité purement illusoire, pure apparence sans

[24] Testart, J., et Rousseaux, A., *Au péril de l'humain*, Paris, Seuil, 2018.
[25] Platon, *Sophiste*, Paris, Les belles lettres, Paris, 1986.

corps, bien qu'elle donne l'impression de réalité. Pour Platon les dieux comme les hommes peuvent produire de telles images, qui désignent aussi bien des réalités simulant à vide que des représentations mentales sans objet correspondant. Si les simulacres de corporéité semblaient limités aux rêves psychiques (corps érotique du rêve nocturne) ou aux images en trompe-l'œil (certaines images érotiques ou pornographiques), ils semblent aujourd'hui faire un pas de plus à travers l'image de synthèse numérique qui s'accompagne d'effets sensoriels sans qu'il corresponde un corps biologique en chair et en os aux sensations[26]. Ce corps, au sens strict virtuel, signe donc la disparition de la vie au profit de sa simulation, l'image du corps ne renvoyant plus dès lors à un référent extérieur qui pouvait agir comme référent ontologique premier et dernier. Nous sommes bien en présence d'une sorte de surréalité et non plus d'une irréalité.

Ainsi se confirme qu'il existe différents dispositifs d'images qui viennent compléter le corps réel ou s'y substituer. Toutes ces catégories ont une histoire ancienne et trouvent leur place dans les codes et rites culturels. Mais déjà on peut entrevoir combien l'imagerie comme l'imaginal du corps semble avoir connu quelque régression alors que la quête du corps imaginaire ou fantastique a fait l'objet d'investissements symboliques et techniques sans précédent, confirmant bien ainsi le sentiment que nos contemporains cherchent moins à jouer avec leur corps en le revêtant ou en le dédoublant qu'à l'échanger radicalement contre un corps artificiel jusqu'à sa disparition en tant que substrat biologique.

2 | Vers un nouveau corps ?

Que signifient ces déplacements des images du corps, et quels problèmes révèlent-ils ? Se trouve-t-on devant une tendance uniforme et cohérente ou ne masque-t-elle pas des tensions voire des contradictions significatives de nos propres problèmes non résolus avec notre corps ? Un premier relevé, très empirique, des pratiques et de leurs incohérences, peut être proposé :

26 Voir Le Breton, D., *Anthropologie du corps et modernité*, Paris, PUF, 2013.

– d'abord beaucoup de ces évolutions reposent sur un entrecroisement voire une superposition d'images. Ainsi la fascination exercée par les techniques du clonage, qui permettraient d'obtenir une reproduction à l'identique d'un être vivant sans recours au croisement génétique de la bisexualité, réactive sans doute, dans l'inconscient individuel ou collectif, la visée d'un double immatériel propre aux religions de l'au-delà. Le désir d'autoconservation de soi, voire d'autoréparation et à terme d'immortalité entretenu par les promesses du clonage, loin d'être provoqué par les seules prouesses des biotechnologies, s'enracinerait dans la mémoire archaïque du corps mystique, qui en un sens se trouve aux antipodes de toute maîtrise prométhéenne sur le corps. On assisterait donc aussi bien à un renforcement d'un mythe scientifique par un mythe magico-religieux, qu'à une sorte de contradiction entre une croyance préscientifique et une utopie hyper scientifique du corps.

Par ailleurs une même conquête biotechnique peut se mettre au service de fins opposées : ainsi le développement des prothèses qui remplacent des organes naturels par une machinerie artificielle vise tantôt à assurer seulement une parfaite régulation du corps existant, les différents appareils électroniques servant seulement à maximiser l'information biologique, sans toucher à l'identité psychobiologique de l'individu, tantôt à améliorer voire à transgresser les caractéristiques du corps naturel, permettant d'attendre des progrès de la science un corps de surhomme et donc un nouveau type de vie permettant de dépasser les limites de la condition humaine. Ainsi la prothèse peut être utilisée soit pour produire un autre corps post-humain, soit pour obtenir un corps fonctionnant automatiquement (puce internalisant des informations externes dans le cerveau par des capteurs)[27]. Malgré l'irrésistible recherche de techniques de transformation du corps en artefact, il semble bien qu'elle se déroule sur fond d'un syncrétisme de mobiles, d'une ambivalence de finalités, d'une coexistence de deux paradigmes culturels : un pôle magico-religieux et un autre technico-scientifique, ce qui se vérifie bien au niveau de la science-fiction et dans le bric-à-brac thématique de la rhétorique du *New Age* ;

[27] Goffette, J., *Naissance de l'anthropotechnie : de la médecine au modelage de l'humain*, Paris, Vrin, 2006.

- néanmoins, dans leurs grandes lignes, ces quêtes contemporaines d'un néo-corps s'entendent pour abandonner l'idée d'une finalité de la vie incarnée, d'une forme accomplie du corps vivant. Dans leur ensemble, les traitements symboliques du corps avant l'âge technocratique présupposaient que le corps, comme tous les êtres de la création ou de la nature, était doté d'une sorte de fin naturelle, qui constituait son essence (au sens d'Aristote). Chaque chose devait conformément à une harmonie du cosmos réaliser sa nature, c'est-à-dire laisser se développer des propriétés virtuelles, potentielles jusqu'à atteindre une sorte de forme accomplie. Même si divers obstacles limitaient la réalisation parfaite du corps (tare à la naissance, monstruosité, maladie, accident), celle-ci pouvait être identifiée, définie, favorisée et recherchée. Au contraire, le triomphe du prométhéisme fait que le corps n'est plus qu'un matériel génétique, physiologique, biologique disponible pour toutes sortes de manipulations, restructurations, transformations, même si l'on doit mettre fin à des processus que l'on croyait jusqu'alors être irréversiblement naturels. Le corps devient donc un objet vivant instrumentalisable, que l'on peut morceler, bricoler, augmenter, recréer sans égard pour un modèle de référence. On se trouve donc en présence d'une remise en question d'un corps parfait défini par une essence, au profit d'un pur corps de désir, corvéable à merci, disponible pour les fantasmes les plus variés. Notre imaginaire contemporain, qui appréhende le corps comme foncièrement disponible, se caractérise ainsi par une perte de mémoire d'une culture hermétiste du corps, qui jouait sur les multiples plans et leurs potentialités symboliques complexes (corps de la kabbale, corps chez Paracelse). Cette technicisation livrée à la seule jouissance se paye donc au prix d'un corps unidimensionnel et à vrai dire désymbolisé.

Cette dérive voire cette inversion culturelle peut enfin être corroborée par la survalorisation de la question des formes du corps au détriment des forces qui le meuvent ou le placent sous son contrôle. Les techniques matérielles (chimiques, chirurgicales, informatiques) permettent sans doute de modifier les caractères du corps dans l'espace mais autorisent peu de contrôle sur les énergies psychosomatiques, qui faisaient l'objet au contraire d'une attention accrue dans la culture traditionnelle (énergies orientales, parapsychologie, techniques du corps ou de la conscience corporelle, états modifiés de conscience). Celle-ci, indifférente ou impuissante à changer les formes biologiques, concentrait sa recherche de pouvoirs sur des forces mentales capables de modifier les états du corps. L'exercice répété, l'initiation, la culture de dons permettaient d'avoir peu à peu prise sur le corps, en lui-même peu modifié. Au contraire on assiste de nos jours à une sorte d'amnésie des pouvoirs psychiques, de leur conquête, de leur maîtrise progressive dans le temps, au profit des seules interventions mécaniques ou cybernétiques sur la morphologie. Il semble donc bien y avoir une difficulté à harmoniser les deux cultures du corps, la seconde exigeant la référence à une entité psychique, l'âme qui est une puissance d'animer le corps-machine.

3 | Un avenir incertain

Au terme de ces quelques indications sur les types d'imaginaire du corps et leurs évolutions contemporaines, on peut se risquer à quelques observations sur les tendances profondes de la culture du corps :

– en premier lieu, si l'adjectif « virtuel » semble s'être imposé pour rassembler diverses approches technique et iconique du corps, il est à craindre qu'il ne s'agisse en fait que d'une fausse unité nominale car il a tendance à télescoper des usages fort différents. Tantôt le « virtuel » signifie « en puissance » par rapport à réel, actuel, en acte, et caractérise ainsi les possibles latéraux, les formes irréelles avant qu'on ne leur donne un contenu ou un support effectif dans le champ des biotechnologies, par exemple. Tantôt, par contre, il équivaut à une substitution au vivant d'informations numérisées qui peuvent donner corps à une pure simulation. Dans le premier cas, le virtuel se rapporte à un imaginaire qui peut se matérialiser dans le corps de chair, dans le second, au contraire, l'image informatisée prend la place même de ce corps de chair. Le virtuel reste donc un terme équivoque, riche de connotations de nouveautés et de merveilleux, mais dont les effets de réel sont fort divergents. On ne saurait tenir pour équivalent un corps vivant, dopé et doté de machineries, et une machine qui se prend pour un corps.

– Indépendamment de cette ambiguïté première, on ne peut négliger que toutes ces quêtes sont traversées par une visée commune que l'on peut résumer par la recherche d'un corps autre, conjugué de différentes façons : altéré, alternatif, ou aliéné (avec perte d'identité). Les différentes variétés d'images participent d'une modification de l'identité empirique existentielle du corps propre, soit pour l'enrichir, soit pour l'hybrider, soit pour en changer. Par là toutes ces pratiques poursuivent un désir de métamorphoses de soi, d'échappée à la finitude, d'accès à des états ontologiques différents. Il reste que cette expérience d'altération de soi, à l'échelle du corps vivant, suit des voies très contrastées : elle s'opère soit par une surmatérialisation (tatouage, prothèse, dopage), soit par une dématérialisation (corps glorieux, image de synthèse). De plus cette quête vise non seulement à démultiplier ou déformer le corps mais aussi à en modifier les frontières, en faisant rentrer le monde au dedans du Moi ou en étendant les limites du corps au-dehors. Par là on assiste à nouveau à une sorte de retour à la question archaïque des frontières invisibles et mobiles du corps telles qu'elles ont été mises en évidence par M. Leenhardt, sur fond d'une mise en question aussi de l'ego, au cœur de la crise de l'époque post-moderne[28].

L'apparition de nouvelles techniques de représentation du corps nous confronte donc à des problèmes nouveaux, qui touchent aussi bien les techniques objectives que le rapport subjectif à soi. Il reste que malgré les modifications apparentes, notre relation contemporaine au corps reste confrontée à la même hésitation – éternelle, intemporelle – entre une simple visée ludique, où l'image sert à jouer, le temps d'un jeu (pour le plaisir du masque, de l'exploration des possibles), avec un corps, dont on n'oublie cependant jamais la fragilité et la mortalité, et la recherche d'une véritable transformation ontologique (qui peut se dire : devenir divin, immortel, etc.), qui vise un changement de nature, une assomption définitive du corps. Mais que l'expérience reste horizontale, dans les jeux du corps, ou qu'elle devienne verticale, en intégrant une ontolyse, la rencontre du corps avec ses images n'est jamais indemne d'enjeux métaphysiques, dont la plus constante et la plus pathétique ou grotesque serait le désir de s'arracher à la prison du Moi et à la limite imposée par la mort.

[28] Leenhardt, M., *op. cit.*

PARTIE II

Lumières et ombres de la médicalisation

La médecine a acquis au cours des dernières décennies des capacités de diagnostic et de soins incomparables et inédites, qui font augurer un nouveau progrès et une maîtrise de la vie. Cet optimisme repose souvent sur un volontarisme technique, un scientisme des savoirs, qui finissent par faire de la vie individuelle l'objectif suprême de la conquête de la rationalité qui a déjà permis de créer une chimie, une physique, une informatique, permettant de déplacer, de communiquer, de fabriquer des produits de synthèse, etc. Dans quelle mesure ces nouvelles techniques et sciences biomédicales peuvent-elles espérer affronter la complexité de la santé et de la maladie, et construire un arsenal de thérapeutiques de plus en plus prométhéennes ? De l'hôpital à la génétique, en passant par l'imagerie médicale, la médecine s'accompagne cependant de critiques, de déceptions, de doutes qui obligent à garder un regard critique et à défendre une médecine avant tout humaine, à la hauteur des attentes. Hôpital, médicament de synthèse, imagerie médicale constituent des observatoires qui invitent à nuancer le prophétisme scientiste ; et certaines médecines, à première vue avant-gardistes, comme la Procréation médicale assistée, ne permettent pas de lever aisément les inquiétudes et les critiques. Si la médecine technoscientifique s'est imposée comme un recours conventionnel aux pathologies des humains, elle n'est pas à l'abri d'effets pervers, de contreperformances, d'échecs qui rendent urgente une médecine plus modeste, plus humaniste et plus consciente des limites de la maîtrise de la vie.

CHAPITRE 3

L'hôpital : promesses et désillusions d'une utopie

L'hôpital comme dispositif concentré, localisé, spécialisé de soins constitue sans doute la vitrine du progrès médical et témoigne des progrès saisissants de la bio médecine et de thérapeutiques urgentes, spécialisées, performantes. Bâtiments, plateaux techniques, unités de soins spécialisées, densité de soignants font de l'hôpital l'emblème d'une médicalisation efficace. Pourtant, vu du côté de la subjectivité du patient et même de soignants, le moment de l'hôpital alimente des craintes, des désenchantements voire des critiques frontales, au nom d'une approche de la médecine plus humaine, plus adaptée à chaque cas, plus économique. Quel est donc le vécu de l'hospitalisation ? L'hospitalisation facilite-t-elle donc ou inhibe-t-elle la reconstitution de l'unité-identité du sujet malade, défaite par la pathologie ? À première vue, l'hôpital ne fait que redoubler la détresse existentielle : après avoir été contraint de renoncer à la libre disposition de son corps et de transférer son vouloir à la souveraineté absolue de l'« expert médical », donc à un corps artificiel qui prend la place du corps propre, le patient connaît un transfert géographique de son corps, qui achève le processus de déracinement du sujet et de désintégration du Moi. Le malade, déjà expulsé de son organisme qu'il ne contrôle plus, connaît l'exil dans un monde clos où se concentre la maladie, où s'institutionnalise la dépendance.

À son domicile (sauf pour les sans-famille), le malade, certes relégué à côté des autres, demeure un être unique, et donc reconnu dans sa singularité personnelle, même sur le mode négatif ; à l'hôpital, au milieu des malades comme lui, la juxtaposition des cas semblables le réduit à n'être qu'un exemplaire d'une série, ce qui ne peut qu'aggraver la perception d'une dépersonnalisation. Il existe, certes, une symbolique du territoire hospitalier qui peut compenser ou annuler l'expérience négative et paradoxale de l'isolement dans la « masse » des malades de l'hôpital comme « foule solitaire ». L'hôpital est, aux yeux de beaucoup de patients, associé à l'espoir d'une efficacité thérapeutique, due à la concentration de moyens favorisée par les effectifs élevés de malades. Sous cet angle, en étant pris en charge par un « système » de soins, le malade croit moins perdre en liberté que gagner en sécurité et donc en chance de guérir. Plus profondément, cette « foi » hospitalière plonge ses racines dans une antique tradition culturelle (grecque en particulier) faisant de l'hôpital un espace extra-territorial sacré où la promiscuité des malades se justifiait par la proximité des dieux guérisseurs[29]. Plus lard encore, les ordres religieux feront de l'assistance hospitalière une œuvre de charité où guérison des corps et rédemption de l'âme finissent pas se confondre.

Mais peut-on sérieusement aujourd'hui valider une mythologie hospitalière – qui fonctionne comme leurre pour beaucoup de patients – à l'ère où la médecine hospitalière s'est trouvée entraînée dans le sillage de la logique froide économique et administrative, à l'égal de grands systèmes de production et de services des sociétés développées ? Le procès de l'institution hospitalière cumule un large éventail de chefs d'accusation des plus malveillants aux plus pertinents : retenons entre autres, la segmentation et la hiérarchisation extrêmes des tâches, la spécialisation outrancière des compétences thérapeutiques, la formalisation quantitative croissante des savoirs, les normes économiques inadaptées aux malades (par laxisme ou malthusianisme), l'hygiénisme et l'automatisme des soins souvent totalitaires, et non des moindres, une architecture d'inspiration disciplinaire.

[29] Voir Sendrail, M., *Histoire culturelle de la maladie*, Toulouse, Privat, 1980.

Au-delà de ces faiblesses structurelles qui débouchent sur la contre-productivité et sur des processus iatrogènes[30], le milieu hospitalier inscrit fatalement le devenir-malade du sujet dans son espace-temps qui réifie son être, radicalise sa dépendance et même stérilise son vouloir-vivre (à moins qu'à l'inverse, elle ne l'exacerbe parfois en révolte et en fuite !). Prisonnier d'une biocratie générée par le système plus que par les hommes, le monde des « blouses blanches » finit par emprisonner les âmes pour mieux soigner des corps fragmentés, cadastrés, digitalisés et parvient difficilement à épargner au malade l'insupportable et déprimante « double contrainte »[31] : soumettez-vous aveuglement aux impératifs de l'équipe médicale et redevenez vite maître de votre corps. Comme si l'organisation militaire ou quasi carcérale de la santé pouvait être compatible avec l'autonomie psychobiologique !

1 | L'utopie de l'hôpital

Durant longtemps, on soignait les hommes dans des espaces improvisés ou détournés. Hôpitaux mobiles des armées, dépendances de temples antiques, salles latérales des couvents, hospices, lazarets, constituent pendant des siècles un spectre disparate de solutions architecturales pour prendre en charge des populations de malades. L'activité médicale, qui peine longtemps à se doter d'un statut dans la cité, se greffe donc sur des organisations architecturales déjà là, tentes, lieux de culte, palais urbain, etc., sans produire une logique originale du bâtir.

Pourtant l'hôpital, à l'égal des espaces de production matérielle (ateliers, manufactures, mines, etc.), va correspondre tout à fait aux méthodes et programmes des utopistes à partir des temps modernes. Si l'utopiste aspire à bâtir de manière raisonnée pour mettre en ordre le réel, la réalité médicale se révèle, en effet, des plus propices. La relation thérapeutique, oscillant entre guérison des corps et salut des âmes, fait apparaître, dans ou hors de la cité, un espace spécialisé d'activités, à contraintes lourdes et à finalités urgentes mais limitées. Le traitement, méthodique et centralisé,

[30] Voir Dufresne, J., Dumont, Marli, F. (eds), *Traité d'anthropologie médicale*, Québec, Presses universitaires de Québec, 1985, inspiré des thèses de Ivan Illitch.

[31] Voir Bateson, G., *Vers une écologie de l'esprit*, Paris, Seuil, 1980, tome 2.

des maladies pose de plus un certain nombre de problèmes pour lesquels l'utopiste prétend détenir des solutions adéquates.

Premier problème : comment identifier, isoler, combattre le mal physique ou psychique, si ce n'est en l'enfermant dans un espace artificiel et clos ? D'abord pour en maîtriser la libre circulation, source de dangers incontrôlables, ensuite pour l'arraisonner dans un espace aussi vide et transparent que possible, pour en faciliter la surveillance et l'éradication. Car l'hôpital est destiné d'abord à isoler, à couper du monde, à protéger l'extérieur de l'intérieur et réciproquement. Il faut à la fois mettre la ville à l'abri du malade, puis mettre le malade à l'abri de la ville. Face à la souillure et à la contagion, l'hôpital, comme la caserne ou la prison, doit instaurer des murs, des protections, voire des fortifications. Quant à l'espace du dedans, il va devoir être à son tour quadrillé, simplifié, vidé pour répondre aux impératifs de l'hygiène et de la prophylaxie. L'hôpital fait triompher le propre sur le sale, le pur sur l'impur, le clair sur l'ombre, le vital sur le déchet. Par sa conception, il peut donc apparaître comme le prototype des valeurs de l'utopie.

Deuxième problème : comment faire coexister dans un même espace des hommes à la fois inégaux et égaux ? À la place des statuts croisés et bariolés des individus qui se côtoient dans la vie de tous les jours, l'espace médical donne prise à une hiérarchie simplifiée, stable et transparente de trois ordres : médecins, personnel soignant et patients. Or leurs rôles, gestes et déplacements peuvent être normalisés et rendus fonctionnels par des aménagements d'espaces qui se prêtent à des relations et des séparations codées. Quant aux malades, si différents d'abord par leur origine, leur personnalité, leur clinique, ils se voient égalisés par la maladie et alignés de manière géométrique dans des salles communes ou des chambres individuelles. L'hôpital doit ainsi servir à emboîter ensemble ces deux logiques, par une répartition des espaces, par des alignements, par des corridors de circulation, par des portes, qui vont régler les déplacements et les missions de chacun.

Troisième problème : comment adapter ces espaces aux finalités de l'action thérapeutique ? Là encore, l'hôpital voit se rencontrer ceux qui ont perdu leur capacité normale d'agir et de vivre, et ceux qui consacrent leur agir précisément à rétablir la vie des premiers. L'espace hospitalier doit par conséquent éliminer les espaces et mobiliers inutiles pour ceux qui sont à « mobilité réduite », les malades, et rendre fonctionnelles les actions spécialisées de ceux qui soignent. Cette dichotomie des fonctions instaure donc une distribution minimale, une réduction drastique des espaces, qui se ramènent aux chambres des alités, aux parcours des ambulants et aux salles fonctionnelles d'intervention et de soin.

L'architecte trouve donc dans la situation hospitalière tous les ingrédients d'une logique utopique : spécialisation, géométrisation, répétition des mêmes solutions pour des unités humaines égalisées, simplification des comportements, élimination du superflu. Dès lors peuvent triompher dans l'hôpital, comme en tout bâtiment utopique, la ligne droite, l'angle droit, la couleur blanche, le mur dépouillé, les locaux spécialisés, la lumière utile, les matériaux hygiéniques, au service de temporalités régulières, sans surprise, et sans perte. Quant aux pathologies, la nature ne les distribue-t-elle pas déjà selon des types bien arrêtés, de manière quasi classificatoire, autorisant ainsi des regroupements architecturaux en unités cliniques spécialisées ? La répartition en services, en pavillons individualisés, n'a donc plus qu'à suivre les pentes de la nature, aboutissant ainsi à un cadastre hospitalier aisément lisible et hautement rationnel.

2 | Le malade, un résistant à l'utopie ?

Pourtant, l'utopie hospitalière est-elle vraiment souhaitable, viable même, a-t-elle tenu ses promesses ? Certes l'histoire des constructions hospitalières témoigne d'une technique et d'une esthétique qui ne manquent pas de ressources. Le cahier des charges pragmatique a été décliné sous des formes paradoxalement diverses, mais comme toutes les réalisations utopiques elles-mêmes. Sur fond d'un invariant culturel, qui mêle imagination en rupture avec les acquis antérieurs, et une rationalité inspirée par l'économie logique des sciences, l'utopie a cautionné une variété d'effets. La matrice utopique, tout en étant à la remorque d'un canon de contraintes à l'abri du doute, a su inspirer une gamme éclectique de bâtiments, de systèmes de circulation, qui combinent toutes sortes de formes et de matériaux et qui induisent des comportements multiples, qu'illustrent les archives des utopies. On n'en voit cependant jamais disparaître, sous peine de rompre avec le genre, une attirance pour des totalités intégrées, sans excédent ni perte, des atomisations de lieux, voués, à des pratiques spécialisées et des rythmes répétitifs et standardisés. L'hôpital moderne, plus que les édifices utopiques les plus notoires, concentre ainsi, avec la complicité d'une réalité humaine, la maladie, taillée à sa mesure, la combinaison la plus complète possible de l'utopisme. Le système pavillonnaire en vogue pendant plus de deux siècles, le dispositif des alignements de chambres, elles-mêmes aérées, vidées et géométrisées par les lits et des appareillages, apparaissent bien comme une illustration typique de l'ordre architectural utopique.

Pourtant, ce dispositif ne vient-il pas à rebours démystifier de la manière la plus cruelle l'idéalisation de l'art utopique ? L'architecture de l'hôpital, pour fonctionnelle qu'elle puisse être pour le corps médical, apparaît d'abord comme ordonnée à la maladie plus qu'au malade. En effet, si l'espace est bien adapté à l'efficacité thérapeutique, il semble en fait réduire le patient au seul statut de corps privé d'autonomie. Le postulat de l'hôpital consiste à opposer une minorité ambulante à une majorité alitée, présumée indifférente à tout besoin d'environnement et de stimulant affectif, vécu dans le milieu familial et domestique dont la maladie la sépare. Cette réduction de la personne au seul rôle passif de malade, afin de soigner la maladie, permet par conséquent d'épurer le modèle de l'habitat, de le simplifier, de le vider, au nom de règles d'efficacité et d'hygiène.

Que faire pourtant du malade convalescent qui recommence à se déplacer et à revivre ? On sait combien mornes et désespérantes peuvent être ces promenades dans des corridors glacés ou des parcs en trompe-l'œil, qui ne restituent finalement pas grand-chose de l'environnement de la vie ordinaire. Mais avant même que de pouvoir recouvrer une partie de son autonomie, le malade trouve-t-il dans l'environnement hospitalier les signes transitionnels qui peuvent le ramener à la vie ? L'hospitalisme, ce syndrome dépressif engendré par l'architecture et le système mécanisé, militaire même, de soins, ne constitue-t-il pas un obstacle de taille à la restauration psychique du malade ? Si l'hôpital ne peut reconstituer une sorte de substitut de monde domestique, sous peine d'engendrer des effets contre-productifs à la visée thérapeutique, on doit cependant se demander si la nudité, la froideur, l'inertie qui accompagnent la posture clinique n'entravent pas souvent lourdement le processus même de soin, de rétablissement de la vie des corps ? Il n'est pas étonnant que des courants architecturaux plus récents aient adhéré à une logique à vrai dire anti-utopique, en imaginant des hôpitaux - surtout pour personnes âgées - où l'œil rencontre à nouveau de la vie, des points de vue, des meubles, des asymétries, des niches de vie resocialisée. Car l'hôpital, au lieu de n'être qu'une « unité de soins », pourrait bien offrir dans ses murs un espace-temps transitionnel, favorisant le « passage » de la maladie à la santé. L'utopisme hospitalier peut ainsi apparaître rétrospectivement comme le symptôme d'une médicalisation rationnelle qui a fini par chosifier les êtres, par leur imposer une logique de traitement des populations plus que des sujets, un impératif gestionnaire plus qu'un idéal écologique.

3 | Les métamorphoses de l'hospitalisme

Il faut prendre acte qu'on a assisté ces derniers temps à la prise de conscience collective de ces apories techniques et psychologiques, qui ont donné heureusement naissance à des expériences alternatives. Le sursaut éthique s'est produit, contre toute attente, à propos de ceux que la perte définitive de liberté risquait aussi de priver, à l'hôpital, de la dignité : les mourants. Par suite d'une accumulation de facteurs indépendants et contingents (vieillissement de la population, médicalisation et hospitalisation croissantes des moribonds dues à l'impossibilité matérielle et morale des familles à les intégrer dans leur vie quotidienne, gestion drastique des budgets hospitaliers ne permettant pas de répondre aux besoins des séjours de longue durée, protestation morale devant des pratiques d'acharnement thérapeutique rendues possibles par la sophistication des techniques d'intervention, etc.), l'institution médicale a su inventer des parades nouvelles (soins à domicile, hospitalisation de jour, soins ambulatoires, soins palliatifs dans de petites unités de soins, etc.) qui prennent en compte la dimension existentielle du malade et permettent d'alléger le vécu de la dépendance du malade à l'égard de la thérapie, de réinsérer le sujet dans un espace privé et intime, de susciter aussi des réseaux de sociabilité de type associatif qui ne sont ni purement professionnels, ni purement affectifs, seuls à même d'assurer une fonction transitionnelle entre normalité et pathologie, entre vie et mort.

Si, pour les malades en phase terminale qui reçoivent des soins palliatifs, ces nouvelles pratiques permettent, globalement, de restaurer des conditions d'existence et de relation respectant la conscience de soi du sujet, au lieu de l'enfermer dans une « bulle » irréelle d'artefacts technico-médicaux, elles devraient peut-être inspirer de judicieuses réformes structurelles de la condition hospitalière pour tous les malades. Car l'hôpital n'est pas une fin en soi, sorte d'hyper-mécanisme censé réparer spectaculairement des corps, ni même un moyen thérapeutique indépassable, mais une technique de rechange pour pathologie d'urgence, dont l'efficacité tient tout autant aux soignants qu'à leurs moyens matériels. L'hôpital gagnerait d'ailleurs à tirer rapidement profit de la prise de conscience des effets pervers propres à toutes les macrostructures de nos sociétés et de leurs conséquences : arrêt du centralisme gestionnaire des services, éclatement de l'espace vers des unités périphériques semi-autonomes, interaction des agents et des services, transparence et circulation de l'information entre usagers, personnalisation et responsabilisation des tâches.

Mais ces réformes de structure ne sont que les conditions externes d'une réforme des esprits qui implique une autre anthropologie et une autre éthique médicales. Car l'entreprise thérapeutique, qu'elle mette en jeu deux (malade et médecin) ou plusieurs partenaires (malade et agents hospitaliers), porte sur autre chose qu'une intervention technique sur un état pathologique délimité : elle est toujours aussi une mise à l'épreuve, dans des conditions délicates, voire pathétiques, de la liberté et de la dignité de l'homme. Elle met aux prises un sujet soignant, libre parce que généralement bien portant, mais qui peut user et abuser de sa maîtrise s'il se satisfait d'imposer sa volonté – même bien éclairée – à des maladies, choses qui n'ont qu'un prix (alors qu'un malade est une personne qui se rapporte à des valeurs) et un sujet soigné qui, la plupart du temps, même lorsqu'il surmonte son angoisse, est aussi menacé dans sa liberté et dans son identité et devient ainsi facilement servile. Or, faut-il que la lutte pour la vie ou la survie se paye jusqu'au bout de servitude aliénante ?

Pourtant, l'hôpital n'est-il pas à certains égards l'espace social moderne qui a vu se développer la plus sournoise et la plus cynique forme d'asservissement des consciences, qui se légitime toujours, même implicitement aux yeux des consciences bien portantes, par la fin même visée par le malade : redevenir sujet, c'est-à-dire un être qui garde pourtant un droit imprescriptible à un rapport plénier de soi à soi ? Les pratiques concrètes, discrètes et anonymes d'une grande partie du corps médical constituent cependant le témoignage moral irrécusable que le pouvoir médical peut accomplir sa mission d'assistance sans transformer la détresse existentielle du sujet en un faire-valoir, gratifiant mais superflu, de sa position de domination tutélaire. À l'institution médicale de prendre en charge, collectivement, cet impératif politique et éthique.

CHAPITRE 4

Médicaments, usages et abus

Le médicament comme substance thérapeutique est devenu l'arme majeure de la clinique médicale, faisant souvent passer aux seconds plans les autres formes de remédiation. Si la pharmacopée scientifique a permis d'enrayer globalement les maladies, leurs prescription et consommation ont connu des phases de contestation et de critiques. Production prolifique de médicaments inutiles ou inefficaces, négligence des effets indésirables et des pathologies collatérales, contrefaçon sur le marché mondial, surconsommation, vente en dehors des officines agréées (pharmacies), gaspillage, etc., sont devenus des pratiques de plus en plus dénoncées et qui remettent en question le bon usage et la confiance. L'inquiétude face à la prescription et à la consommation de médicaments est inhérente aux substances médicamenteuses puisque les anciens Grecs déjà entendaient par *pharmakon*, aussi bien un remède qu'un poison.

Les problèmes prennent cependant aujourd'hui, dans les pays développés, une acuité sans précédent : ne voit-on pas la finalité altruiste de la médecine de plus en plus confrontée à des intérêts égoïstes, liés à la recherche du profit commercial dans ce qui est devenu une industrie, voire plus simplement à l'abus de pouvoir des chercheurs, médecins, pharmaciens, qui masquent des soutiens frauduleux à des produits dangereux pour complaire aux profits d'industriels ? Plus profondément, la pharmacopée s'est vue surtout attribuer un prestige social et culturel disproportionné parce que notre médecine, mécaniste et atomistique dans ses courants dominants, a fait croire que la guérison relevait avant tout de l'absorption de substances thérapeutiques. Or cette survalorisation du pouvoir des médicaments (pourtant, le placebo peut dans certains cas avoir entre 30 et 60 % la même efficacité que le médicament spécifique[32]), outre ses effets pervers (seuls 10 à 20 % des médicaments sont à la fois efficaces et sans effets secondaires graves selon le bureau américain d'évaluation technologique en 1979), apparaît aussi de plus en plus contestée sous l'effet d'un retour d'une approche holistique, voire écologique, de la pathologie humaine. Dans ce contexte se repose donc inévitablement la question éthique : non plus seulement sous la forme déontologique traditionnelle, que m'est-il permis de pratiquer dans le respect de règles professionnelles, mais plus profondément, que dois-je faire avec le médicament, comment bien agir avec le médicament, c'est-à-dire plus radicalement, quelle conception dois-je avoir de mon activité de prescripteur et de vendeur de médicaments ?

1. La pharmacopée, pour florissante qu'elle soit, se trouve de plus en plus placée au cœur de tensions voire de contradictions sociales et culturelles, qui remettent en cause son évidence. Ainsi l'industrie pharmaceutique (avec tout son réseau de représentants institutionnels) est entraînée dans une logique de développement de produits sophistiqués, issus des recherches de pointe, donc coûteuses et qui nécessitent une production massive pour être rentables, alors même que la demande contemporaine (individuelle et collective) de guérison et de bien-être exige des produits variés, individualisés, économiques et consommables avec le moins de contrôle scientifique possible. D'autre part, les médicaments, au lieu d'être également accessibles à tous, semblent de plus en plus refléter les inégalités des hommes et des sociétés : d'un côté, les sociétés développées, où domine une pathologie fonctionnelle croissante (jusqu'à 80 % des cas), bénéficient généralement d'une surconsommation pharmaceutique (allant jusqu'au médicament de confort voire superflu), de l'autre, le tiers et le quart monde, exposés, chaque jour davantage à des maladies infectieuses graves, est victime d'une pénurie dramatique de produits

[32] Maire, P. *et alii* (éds), *Placebo, le remède des remèdes*, Lyon, J. André (éd.), 2008 ; Maire, P. *et alii* (éds), *Nocebo, la toxicité symbolique*, Lyon, J. André (éd.), 2010 ; Lemoine, P., *Le mystère du placebo*, Paris, Odile Jacob, 1996.

élémentaires ou bon marché. Ainsi, malgré les savoirs et savoir-faire qui se perfectionnent, l'état sanitaire et même le bien-être des hommes connaissent des contrastes et des dysfonctionnements spectaculaires, qui ne manquent pas de donner à réfléchir, en tout cas de mettre fin à l'euphorie progressiste suscitée par le progrès objectif des médicaments au XXe siècle.

La circulation, réglée ou sauvage, des médicaments mis sur le marché par l'industrie, soulève donc des questions morales fondamentales. Il ne suffit plus de s'accorder sur des règles éthiques minimales de prudence qui permettent à chaque acteur, dans la chaîne pharmaceutique où il est situé (fabricant, représentant, prescripteur, pharmacien), d'être en paix avec sa conscience. Le phénomène scientifique, médical, commercial et social du médicament oblige aujourd'hui, les individus comme les pouvoirs publics, à repenser les fondements et les principes de la pharmacologie, afin de mieux répondre à la préservation collective de la santé des citoyens, en sauvegardant leur liberté et leur responsabilité, même s'il faut pour cela contrarier des habitudes, des ambitions, des intérêts, inhérents au système thérapeutique, et qui sont tolérés voire encouragés par des patients ou des consommateurs, aveuglés par des désirs ou des croyances idéologiques à courte vue.

2. Ce sursaut épistémologique et éthique, qui doit toucher l'ensemble des professions médicales, et qui exige aussi bien un débat collectif que des réponses institutionnelles et législatives, est rendu difficile et complexe dans la mesure où les situations critiques sont innombrables et éparses. On peut en indiquer quelques-unes, même s'il convient de ne plus morceler les problèmes. Nul ne doute que la dérive, l'inadaptation, l'abus voire le mensonge dans l'usage des médicaments dans les sociétés développées prennent d'abord leur source dans les structures mêmes de l'appareil productif. En ce sens, on peut s'interroger sur :

– la justification de l'idéologie triomphaliste d'une pharmacopée de synthèse chimique, qui prétend détenir seule le monopole thérapeutique, alors que la santé peut aussi être sauvegardée voire restaurée, en bien des cas, par de l'hygiène, de la prévention, des thérapies naturelles voire de l'autoguérison ;

– la coalition voire la collusion existant entre la recherche médicale, pure et désintéressée, toujours à l'affût de nouvelles propriétés, et une industrie soucieuse de fabriquer, sous prétexte d'une médicalisation de la vie, de nouveaux médicaments dont la spécificité et le bien-fondé peuvent être parfois mis en doute (hormones de croissance ; pilules abortives, etc.) ; comme si tous les problèmes humains pouvaient être résolus par une consommation pharmaceutique !

– la mise en circulation des médicaments par le médecin peut également être l'occasion de perversions croissantes dans un régime de technicisation et de consumérisme de la médecine. Ainsi on peut craindre un usage intempestif du médicament lorsque celui-ci donne lieu à une information sélective ou orientée sur ses propriétés et sur ses effets, sous la pression d'une logique commerciale ou sous l'influence d'une rumeur sociale, dangers accrus lorsque domine, comme aujourd'hui, le préjugé que l'action médicamenteuse est ciblée, locale et ponctuelle, et qu'à toute pathologie correspond un remède. En ce sens il peut être salutaire de dénoncer une perception standardisée des remèdes, par les malades et parfois par les médecins, qui entraîne une désindividualisation de leur prescription, une sous-estimation de leurs effets secondaires, ou un abus de cocktails surdimensionnés. La foi exclusive dans la pharmacologie, nourrie par l'idéologie médicale ambiante, entraîne ainsi souvent des phénomènes de transfert de pathologie (en soignant un mal, on en réveille un autre) et progressivement une iatrogénie incontrôlée (particulièrement sensible dans le milieu hospitalier).

– enfin au bout de la chaîne, l'utilisation de plus en plus anomique du médicament repose sur une demande sans limites de consommation de la part de la population, normale ou pathologique. En une époque où domine une angoisse collective de la santé, élevée en valeur sociale fondamentale, au point qu'elle devient un des droits fondamentaux de l'homme (comme si la collectivité pouvait s'engager à assurer toutes les conditions du bien-être physique et psychique de ses membres !), le médicament passe pour un médium chimique sacro-saint. Les individus supportent ainsi de plus en plus mal de ne pas disposer d'artifices pharmaceutiques pour parer à leurs souffrances, à leurs indispositions voire à leurs frustrations. Ainsi la thérapeutique se trouve-t-elle, malgré elle, détournée de ses fins premières pour devenir une sorte de potion magique, devant participer au bonheur perpétuel des individus. La médecine, au lieu d'être un art de guérir, devient une technique destinée à assurer une santé permanente, voire à faire le salut des hommes. Dans une telle perspective, il n'est pas étonnant que les systèmes de santé se voient confier des fonctions nouvelles, inattendues, superflues, voire dangereuses, aboutissant, en échange de la demande de bien-être, à un véritable contrôle social.

3. Comment dans ces conditions nouvelles, où la médecine et la pharmacie se voient mises au service du bonheur des individus, réintroduire des règles et des valeurs conformes à l'idéal thérapeutique ? Comment faire pour qu'elles ne se transforment pas en une industrie de dopage, d'anesthésie, de narcose des individus qui risquent de faire des citoyens des consommateurs assistés et dépendants, et des médecins et pharmaciens des intermédiaires irresponsables, délivrant des substances aussi bien salutaires que délétères à la population ? Le commerce de médicaments n'est-il pas tenu d'abord de respecter les limites de sa finalité, guérir des malades, et les limites d'une éthique sociale, qui repose sur le respect moral de la personne, qui ne se confond pas avec la satisfaction de tous ses désirs ? En ce sens on peut poser, peut-être, comme préalable à cette morale publique, attendue de toutes parts, quelques principes généraux. La fabrication et la prescription des médicaments devraient être davantage réglementées, dans leur lettre et dans leur esprit, par :

- un devoir de respect de la personne : ne pas jamais nuire à autrui, même involontairement, sous couvert de lui porter secours et de lui apporter des bienfaits, aussi bien en prenant des risques inutiles, qu'en accordant une confiance aveugle au médicament, ou qu'en favorisant des satisfactions médicamenteuses non justifiées thérapeutiquement ;

- un devoir de vérité : ne pas mentir à l'usager sur la nature et les effets des substances, ne pas le tromper en lui cachant les risques ou les limites thérapeutiques du médicament. Même si les contre-indications sont aujourd'hui détaillées de manière exhaustive (pour anticiper aussi tout litige) elles finissent par être oubliées ou négligées du fait de la confiance aveugle en leur prescription ;

– un devoir de justice : s'abstenir de s'enrichir indûment à la faveur de la détresse ou de la misère humaines, en exploitant les attentes fallacieuses ou les désirs délétères des hommes devant la médecine ; tout faire pour fixer des prix abordables aux malades, quel que soit leur moyen financier ;

– un devoir de liberté enfin : ne pas favoriser chez l'usager des médicaments une dépendance, une aliénation qui diminueraient sa responsabilité et sa liberté individuelles.

Ainsi, la réflexion morale sur la pharmacopée, qui ne saurait être détachée d'une réflexion globale sur la médecine, pourrait être amenée à retrouver le sens et les limites de l'art d'Hippocrate, qui ne devrait jamais, comme d'ailleurs toute activité morale de l'homme, avoir recours à tous les moyens pour parvenir à une fin, ni se mettre aussi au service de n'importe quelle fin (acquérir un pouvoir sur autrui, donner satisfaction à tous les désirs), si la réalisation de ces fins met en cause la vérité, la liberté, la justice de l'homme, fondements de toute morale

CHAPITRE 5

Imagerie médicale et corps virtuel

L'artificialisation technologique du corps aboutit de nos jours à accroître l'observation de plus en plus précise et complète du corps, l'arrachant ainsi à l'intériorité et à l'intimité de l'ère pré-technologique. Les nouvelles techniques d'imagerie tendent à rendre le corps vivant transparent à l'égal d'un corps-machine, dont tout le dedans peut être exposé au-dehors. Il se développe ainsi une nouvelle puissance du connaître défini comme voir, et du voir entendu comme mise à nu totale, comme optique panoramique, comme surveillance intégrale. Ainsi prend naissance un pouvoir médico-technologique panoptique, et corollairement une intelligence voyeuriste qui prétend réduire le savoir au voir et la vie au visible. Or cette nouvelle science scopique du corps-machine, née de l'utilisation de l'imagerie virtuelle, est exposée à la fois à des techniques de réification du corps, assimilé à un ensemble d'espaces et de lieux qu'il suffit de rendre visibles pour les contrôler, et à des illusions, car il n'est pas sûr que le vivant soit totalement objectivable sous forme de corps visible. Car on peut déjà se rendre compte que l'utilisation de l'imagerie médicale conduit souvent à des pratiques thérapeutiques hâtives, voire fautives, car oublieuses de la complexité de la vie qui ne se laisse pas extérioriser si aisément. On peut donc évaluer la valeur de cette imagerie pour les médecins qui en ont besoin dans diverses tâches, soit de pure constitution de connaissances et de recherche, soit d'interventions chirurgicales, soit d'accompagnement au diagnostic et à la définition d'une thérapeutique. Mais cette évaluation doit se faire aussi du point de vue des patients, des usagers, du public qui, d'un côté, est parfaitement informé de ces nouveaux pouvoirs des images et des nouvelles prouesses technologiques de l'imagerie électronique, mais qui, de l'autre côté, se comporte à l'égard des images souvent de manière archaïque voire magique. Il risque, par conséquent, de s'exposer à un certain nombre de malentendus fondamentaux qui peuvent être la source de conduites positives dans le cadre d'un processus thérapeutique, mais également de devenir de véritables obstacles à un diagnostic et à un traitement[33].

1 | La médecine au temps de la civilisation des images

La question de l'imagerie médicale est, aujourd'hui, inséparable du statut général de l'image dans l'ensemble des échanges sociaux et des médiations interindividuelles. Les capacités cognitives des images et les attentes psychologiques que nos contemporains ont à l'égard des images vont être conditionnées par l'utilisation de l'imagerie avec ses techniques et ses effets esthétiques dans l'ensemble des processus sociaux. Or les images aujourd'hui ont changé de nature, dans la mesure où elles ne relèvent plus simplement de l'image manuelle et visuelle, mais sont entrées dans l'ère de l'électronique et donc du virtuel. Ce changement, technique et épistémologique, a incontestablement et considérablement élargi le pouvoir des images dans les processus cognitifs et dans les processus techniques, notamment et d'abord, du point de vue de la saisie même des informations sur le monde. L'imagerie numérique permet aujourd'hui de capturer, de mémoriser et de reproduire une foule d'informations qui étaient uniquement conservées de manière analogique dans l'ère pré-électronique[34].

D'autre part, cette imagerie favorise aujourd'hui une véritable téléscopie, c'est-à-dire une visualisation du monde à des distances et à des échelles tout à fait inédites qui permet d'échapper à la simple contemplation de la surface du monde – en médecine, de

33 Voir aussi, M. Amiel *et alii*, (éd.), *Hôpital et innovation technologique. Le modèle de l'imagerie*, Lyon, Médica, 2004.

34 Voir Dagognet, F., *Philosophie de l'image*, Paris, Vrin, 1984 ; Sicard, M., *La fabrique du regard*, Paris, Odile Jacob, 1999 ; Wunenburger, J.-J., *Philosophie des images*, Paris, PUF, 1997.

la surface du corps. La troisième dimension (3D) de la technologie contemporaine de l'imagerie permet de maîtriser la reproduction visuelle pour obtenir une précision, une simulation et des anticipations variées. Si bien que l'image élargit la connaissance et « raffine », en quelque sorte, le rapport entre l'esprit connaissant et l'objet à connaître.

Par ailleurs, les représentations que nous avons aujourd'hui des différentes techniques de l'imagerie électronique sont relativement induites par l'ensemble des expériences des images que nous avons dans la vie sociale, dans la société professionnelle, à savoir l'usage que nous faisons de l'ordinateur et des images de synthèse dans nos métiers, mais également dans le monde du divertissement. L'expérience que tout un chacun a de l'image, à travers les techniques vidéos ou à travers l'expérience quotidienne de la télévision, ne manque pas d'avoir un certain nombre de conséquences sur les attentes et les illusions concernant les images médicales. La télévision – ce spectacle quotidien qui pénètre dans nos foyers chaque jour – a, en quelque sorte, habitué nos esprits, nos imaginations à une certaine rencontre avec le monde, avec des visions rapprochées de ce qui est à distance. Aussi sommes-nous convaincus que tout devient visible, qu'une caméra placée en n'importe quel coin du monde est à même d'enregistrer la totalité de l'expérience de la réalité et de la transmettre à distance. Cette performance technique, dont nous faisons l'expérience sur nos écrans, nous permet, en retour, d'être une sorte de spectateur parfait, idéal, à qui la totalité du monde peut être livrée dans une sorte de fidélité reproductrice qui nous rend évidemment extrêmement croyants, voire crédules, à l'égard de l'image[35].

L'image télévisée et l'image vidéo, l'ensemble du multimédia visuel ont donc introduit une sorte de mythe spontané qui fait que la médiation d'une caméra et d'un écran nous rend en quelque sorte maître du monde. L'image, par sa capacité de prolonger, voire d'améliorer, la vue sur le monde, est libératrice des limites de notre regard sur lui. Elle nous permet de nous émanciper de la prison du corps, de la prison de l'espace et du temps, qui font que nous ne voyons chaque fois que telle ou telle chose durant telle ou

[35] Voir par extension notre ouvrage sur *L'homme à l'âge de la télévision*, Paris, PUF, 2000.

telle durée. De sorte que l'image est accompagnée de cette attente d'une « panvision », d'une vision totale et absolue qui nous permet de ne plus laisser le monde dans l'ombre ou dans l'obscurité.

Mais bien plus, non seulement cette pratique banale et quotidienne des images nous convainc de cela mais, d'une certaine manière, nous avons de plus en plus l'impression que cette imagerie a réellement perfectionné le regard. Nous voyons plus et mieux que les hommes n'ont jamais pu voir. Ceci est, à bien des égards, vérifiable, objectivable, mais devient très rapidement une sorte de croyance naïve qui nous rend relativement crédules face à l'image. Il convient donc, face à tout usage de l'image électronique, en particulier de l'imagerie médicale, d'en revenir à de très anciennes réflexions que les philosophes occidentaux ont menées sur le statut de l'image. Déjà un Platon ou un Aristote ont pu commencer à conceptualiser différents statuts de l'image pour y distinguer la manifestation d'une présence et l'apparition d'un leurre, en particulier en distinguant l'*eikon* de l'*eidolon*, distinction qui a nourri une tradition, permanente dans la pensée occidentale, non de destruction des images (bien qu'il existe une pensée iconoclaste marginale), mais d'une certaine méfiance à leur égard, parce que toute image, même médiatisée à grand renfort de supports matériels, risque d'être un peu fallacieuse. Car dans l'esprit de celui qui contemple une image ou de celui qui se sert d'une image, il y a toujours, en quelque sorte, une triple présupposition, soubassement d'une sorte de mythologie de l'image, qui induit aussi plusieurs types de confusion ou d'illusions[36].

2 | La mythologie des images virtuelles

La première croyance, inhérente à toute image, mais sans doute renforcée par l'imagerie virtuelle, consisterait à croire que l'image est l'équivalent d'une réalité. L'image pourrait toujours, en quelque sorte, épouser le réel, le reproduire, en être une duplication adéquate. Or, chez les Grecs déjà, un certain nombre de réflexions philosophiques fondamentales ont essayé de nous alerter, non pas sur tel ou tel cas particulier, ou tel ou tel exemple de

[36] Pour une relecture du platonisme et ses interprétations de l'image, voir Sekimura, M., *Platon et la question des images*, Bruxelles, Ousia, 2009.

fraude, mais sur le principe même de cette équivalence possible entre l'image et la réalité. Car, le rapport entre l'image et la réalité n'est peut-être au mieux que l'équivalent du rapport entre la carte et le territoire, la carte faisant disparaître le relief même de la réalité, avec toutes ses sources d'informations et d'expériences vécues par le moyen du corps et de ses organes sensoriels.

D'où la deuxième croyance que tout regard sur une image est forcément accompagné d'un accroissement de savoir et que voir, d'une certaine manière, c'est déjà savoir. Or nous savons bien que l'expérience même de la perception d'une image est une expérience qui est nécessairement hybride, mixte, où jouent non seulement des éléments informatifs, mais également des éléments émotionnels et affectifs, voire des éléments oniriques. Il est très difficile d'apprendre réellement à voir une image. L'exemple de l'imagerie scientifique et médicale, en particulier, en est un éloquent témoin, qui atteste qu'il faut encore savoir lire et déchiffrer ce qui se montre et se voit sur un écran.

La troisième croyance a toujours été mise sur le chantier par la tradition philosophique : ce savoir que l'on pense trouver dans l'image ouvre toujours sur un nouveau pouvoir, en particulier un pouvoir d'intervention sur le réel par l'intermédiaire de l'image. C'est un fait que l'image crée du désir, un désir de l'objet, mais aussi un désir de modifier cet objet tel qu'il nous est livré à travers l'image. Il est clair que du point de vue médical, le fait de rendre le corps de plus en plus transparent, de le faire émerger de plus en plus dans cette cartographie numérisée qu'est l'imagerie électronique, crée, d'une certaine manière, une demande de nouvelles tentations et d'interventions et, par conséquent, une volonté accrue de maîtrise de la vie. Or, il y a certainement dans cette ivresse d'un savoir né de l'image, une source de désillusions et peut-être de tromperies, si nous n'accompagnons pas précisément le rapport à l'image d'une sorte d'arrière-pensée permanente qui est celle du doute sur l'opportunité même de l'action. L'imagerie médicale en livrant le corps à la vue l'a exposé aussi à la main qui peut ainsi manipuler chirurgicalement le corps avec plus de facilité[37].

Il est donc probable qu'un usage immodéré, inconditionnel de l'imagerie numérique dans le domaine médical – mais la situation

[37] Voir Sicard, D., *La médecine sans le corps*, Paris, Plon, 2002.

est analogue dans le domaine du divertissement –, risque d'aboutir à un certain nombre de « nuisances secondaires » comme on peut parler, par ailleurs, de « bénéfices secondaires ». Il convient donc de développer, notamment dans le monde médical, un rapport à l'image qui doit essayer de nous prémunir contre une certaine naïveté et nous mettre en garde contre un certain nombre de déconvenues.

3 | Les limites de l'imagerie

De ce point de vue on pourrait distinguer au moins quatre limites qui devraient être prises en compte dans le monde de la santé.

Il y a d'abord ce qu'on pourrait nommer le « triomphalisme du paradigme » de l'imagerie électronique. C'est un fait que nous sommes encore actuellement dans la phase d'un certain enthousiasme de la conquête de ce nouveau médium et que cette capacité de l'imagerie de nous livrer de nouvelle manière le réel du corps risque de créer une sorte d'hypertrophie du savoir et peut-être même d'arrogance du savoir, comme si, dans bien des situations, l'image ne pouvait pas être, à son tour, suspectée et différée dans ses enseignements.

Le second danger ou nuisance possible réside dans cette sorte d'idolâtrie de la technique de l'image, qui consiste à croire que l'image à elle seule, peut devenir la quintessence du rapport thérapeutique et de la vérité entre le patient et le médecin. De ce point de vue l'image restera toujours, peut-être, une vision partielle ou complémentaire, même lorsqu'elle est totale car, à aucun moment, l'image du corps et tout ce qu'elle révèle, ne saurait épuiser la densité et la complexité de la réalité organique et de la relation thérapeutique.

Et ceci parce que, troisièmement, l'image est à la source souvent d'une certaine déshumanisation, même lorsqu'elle est animée et de haute fidélité. Lorsque l'on peut, par les techniques de l'image de synthèse, la modifier sans cesse, elle risque à la fin de devenir source d'une nouvelle réification possible du corps. Rien ne vaut, dans certains cas ou à certains moments, le rapport médical à vif avec un corps pris dans sa concrétude, « en chair et en os » et donc dans sa totalité. La médecine à mains nues, la médecine générale et holistique, comporte, on l'oublie souvent, un certain nombre de promesses, de connaissances et d'actions que jamais aucune image ne pourra concurrencer. Dès lors, l'imagerie avec, dans son sillage, une inflation d'informations inédites, ne supprimera jamais la nécessité d'une intelligence de l'information qui apparaît dans le diagnostic, dans l'ensemble des prescriptions et reposera avant tout sur une expérience du monde, une expérience des corps, de la vie du médecin praticien, que jamais aucun écran ne pourra à soi seul livrer.

L'extension et l'expansion des biotechnologies en médecine, comme dans l'ensemble des milieux, risque donc de conduire à méconnaître la singularité, l'intimité et la liberté de l'individu vivant, entendu comme unité psychosomatique. La robotisation électronique du corps met en place des dispositifs d'observation, de contrôle et d'intervention à distance, qui soumettent ainsi l'individu à une hétéronomie de plus en plus sournoise et continue. La vérité du corps se lit davantage sur des écrans numérisés qu'au bout des doigts et au terme d'un dialogue. Les promesses technologiques de la biotechnomédecine mettent en avant une santé obtenue par une télésurveillance, une téléassistance, une téléthérapie, qui certes semblent permettre de diminuer les accidents, les imprévus, les dysfonctionnements de la vie, mais qui mettent aussi l'individu dans une situation de commande et de régulation à distance, lui enlevant ainsi l'expérience du risque, de la transgression, de l'anomie, bref de l'indépendance et même de la liberté. À bien des égards, on peut craindre que le pouvoir biotechnologique soit exposé, à force d'avoir prise sur toute la vie, à devenir totalitaire[38].

4 | La résistance à la médecine technocratique

On ne peut contester qu'il existe un progrès des médias visuels dans l'ensemble des technologies de nos sociétés contemporaines,

[38] L'expression est utilisée, dans un contexte plus large par Gori, R. et Del Volgo, M. J., *La santé totalitaire, essai sur la médicalisation de l'existence*, Paris, Champs-Flammarion, 2009.

ni que ce progrès est absolument décisif en médecine, mais sans que cela ne doive supprimer la conscience des limites de cette technique tant au moment du prélèvement de l'information que de son traitement. Aucune expérience humaine de la maladie et de la santé ne pourra être remplacée par l'expérience scopique d'un corps sur l'écran. À cet égard, la prise de conscience des conditions et conséquences anthropologiques et éthiques de cette transformation de la représentation du corps, au prix d'une désindividualisation par réification du vivant, est sans doute une des raisons majeures de diverses formes de résistances voire de refus de cette voie de « progrès » technologique. Comme l'illustre le paysage des pratiques thérapeutiques, un nombre croissant de nos contemporains, sans toujours renoncer à l'assistance des technologies médicales, recourt à des médecines parallèles, qui se présentent globalement comme une riposte au « tout technique » et comme une revalorisation des puissances médicatrices de la nature[39]. La plupart de ces médecines veulent tirer parti non seulement des phytothérapies, mais aussi des puissances thérapeutiques des corps naturels (argile, minéraux, etc.) et surtout de propriétés organiques internes aux corps vivants. Les médecines alternatives redécouvrent souvent les techniques communes aux médecines traditionnelles, qui ont cherché dans les organismes des niveaux de réalité, des énergies, des flux, des microprocessus de dilution, etc., qui sont censés avoir des vertus curatives et dont les corps-machines fabriqués par l'homme de science sont dépourvus. Bien plus, un large crédit thérapeutique se voit attribué au psychisme (suggestion, hypnose, etc.), au langage, aux images et symboles, qui relèvent du mental, dimension irremplaçable de notre individualité, dont aucun artefact ne peut reproduire les effets. Ainsi l'existence, et le succès, des médecines alternatives témoignent d'une perdurance inattendue de la confiance dans la vie et dans la nature, dans leur complexité, qui provient aussi de l'état occulte, invisible, mystérieux de leurs éléments et processus constitutifs.

Si les technologies médicales ont certes à leur actif des avancées et des succès indiscutables, notamment pour des pathologies très localisées organiquement, les médecines pré-technologiques,

[39] Voir notre ouvrage : *Imaginaires et rationalité des médecines alternatives*, Paris, Les belles-lettres, 2e éd., 2008.

ce qui ne veut pas dire forcément préscientifiques, semblent bien convenir à une grande partie de nos contemporains pour améliorer, soigner, voire guérir des pathologies diffuses, chroniques ou fonctionnelles. Le choix thérapeutique dérive alors moins de la quête de la transparence du corps par le moyen d'appareillages, que de ses mystères cachés et maintenus cachés, qui recèlent des vertus naturelles. Loin de pouvoir prétendre ainsi représenter la seule voie pour accéder au bien-être, les médecines technologiques, et par-delà elles, les ingénieries bio-numériques ne semblent représenter qu'un mode de compréhension de la vie et d'action sur ses parties, qui reste confronté et concurrencé par un autre rapport au corps, pré-technologique. La valorisation souvent peu raisonnée a priori des médecines douces ou parallèles montre en tout cas la force pérenne d'un imaginaire de la vie qui recèlerait en elle une puissance régulatrice et curative énigmatique mais efficiente. Face à la maîtrise du corps par des ingénieurs de bio informatique, il est fort à parier que demeureront des guérisseurs qui sauront tirer des obscurités du corps des remèdes efficients, mais auréolés de mystère.

CHAPITRE 6

La procréation médicale assistée remédiation ou surenchère technique ?

Le recours aux technologies, de la chirurgie des organes aux interventions microscopiques sur les gênes, fait partie du bilan des progrès biomédicaux. L'extension de cette ingénierie de la vie a touché des domaines de la santé et de la maladie inaccessibles jusqu'à présent à la maîtrise humaine. Tel est le cas de la procréation, pratique de reproduction des vivants, qui a pu être réglementée, voire canalisée (eugénisme), mais sans devenir une technologie. Ce nouveau champ de pratiques médicales, qui dépasse les simples traitements de déficiences (stérilité), devient un miroir des questions fondamentales de la médecine. Autrement dit la procréation médicale assistée est-elle un exemple de remédiation occasionnelle ou le signe d'une surenchère technique déraisonnable ?

La reproduction sexuée est restée jusqu'à il y a quelques années un aspect de la vie humaine abandonnée au hasard, livrée au doute, bref à tout ce qui en faisait un effet incontrôlable de la vie hétérosexuelle. En quelques décennies, contraception généralisée et intervention médicale ont fait basculer dans l'opposé, en faisant entrer l'intimité de l'alcôve dans l'asepsie des laboratoires *high-tech*. Cette technicisation impressionnante de la reproduction soulève de nombreuses interrogations pour le vivant, pour la personne humaine et pour le couple. La procréation humaine, qui dans notre civilisation s'est vue intégrée dans un projet de réalisation spirituelle de l'humanité, ne devient-elle pas une entreprise biologique industrialisée et déshumanisée dont A. Huxley avait prémonitoirement décrit les possibles[40] ?

Incontestablement les processus biologiques permettant la reproduction chez l'homme et la femme relèvent d'une médicalisation dès lors qu'ils sont altérés par des dysfonctionnements anatomiques ou fonctionnels. On peut certes considérer encore la stérilité non comme une maladie mais comme un destin, dont on peut toujours supporter la frustration ou sublimer le handicap, mais la recherche de la fécondité a été de fait une des plus anciennes visées des médecines traditionnelles. La maîtrise scientifique des processus cellulaires a permis des interventions de plus en plus fines et inoffensives, qui permettent de corriger la nature défaillante. Il reste que la sophistication des techniques de la PMA, mise au service d'abord d'une simple remédiation, expose d'une part à une décomposition du comportement sexuel de la reproduction qui frise l'abstraction aliénante et d'autre part à une surenchère de performances pour satisfaire n'importe quel désir de patients ou de médecins. Quelle juste mesure peut-on donc trouver entre la condamnation aveugle de l'interventionnisme au nom d'un respect de la nature sacrée (position théologique de certaines religions) et un prométhéisme outrancier qui veut subordonner les mécanismes de la vie à n'importe quelle utopie ? Comment statuer sur l'artificialisation et la subjectivation de la procréation ?

1. L'artificialisation de la procréation : la panoplie des techniques de remédiation est multiple, plus ou moins complexe et incertaine quant aux résultats attendus. L'intervention médico-technique ne pose guère de problèmes fondamentaux tant qu'elle se présente comme une simple médiation à l'intérieur d'un couple constitué. Mais comment évaluer les formes plus artificielles du détour technique ? Le recours à un tiers donneur de sperme crée un brouillage génétique, qui ouvre sur des questions d'identité, mais qui ne fait que systématiser dans le cadre du laboratoire, l'interférence d'un tiers, qui a toujours obscurci les pistes de la paternité réelle pendant des millénaires. Le recours à un tiers « maternel » (mère porteuse) constitue par contre un relai biologique tout à fait innovant, dont on ne peut mesurer encore l'impact psychosociologique et qui signe un aventurisme inquiétant, large-

[40] Huxley, A., *Le meilleur des mondes*, Paris, Pocket, 1re éd., 1931, 2017.

ment médiatisé par les Comités d'éthique. De manière générale la PMA, en dissociant pratique sexuelle et fécondation, et souvent couple affectif et partenaires de la procréation, risque d'entraîner un ensemble de dérèglements symboliques, qui ne sont pas forcément anticipés et maîtrisés ni par les patients et ni par les médecins. La médicalisation, parfois longue et éprouvante, risque de rétroagir sur le désir partagé de progéniture, en activant des traumas infantiles ou des images inconscientes qui peuvent dégrader la relation d'un couple. Si le bonheur d'une réussite peut l'emporter sur les séquelles de la médicalisation, l'humiliation d'un échec peut entraîner des perturbations psychiques peut-être pires que la souffrance de la stérilité. On peut donc s'étonner que l'alternative de l'adoption, qui fait l'économie de la remédiation médicale, ne soit pas davantage retenue et promue par nos sociétés, même si elle pose à son tour des questions psychologiques et éthiques.

2. La subjectivation de la procréation : l'envolée technologique des PMA risque aussi d'entraîner les parties prenantes dans une course en avant de rêves et de désirs incontrôlés. Du côté de la médecine, la recherche de prouesses techniques fait reculer les limites de la vie naturelle et pousse à des formes de procréation parfois privées de toute intégration dans une continuité de sens familial. La production surnuméraire d'embryons, le report de la procréation au-delà de la ménopause, etc. font redouter que l'intervention médicale ne s'apparente parfois à un pur bricolage de la vie, à une sorte de jeu inconscient ou cynique, dont on cherche à tirer des effets, sans prise en compte du prix moral à payer et des dommages psychologiques collatéraux. Il se développe là une sorte de surenchère qui transforme la procréation en terrain d'entraînement pour des performances techniques totalement vidées de tout sens humain.

Du côté des patients, la publicité outrancière (et le tourisme médical à l'étranger qu'elle induit) donnée à ces traitements médicaux risque de susciter une demande disproportionnée, parfois frivole ou même pathogène. Le désir d'enfant à tout prix transforme de plus en plus l'enfant en objet, l'inscrit dans une logique désirante de l'avoir et non plus dans une symbolique de la transmission de l'être. L'enfant devient un bien égoïste et narcissique, souvent séparé de tout projet conjugal ou parental. De plus en plus inséparable de la génétique, la PMA suscite aussi le désir de l'enfant sur commande, dont on définit les normes a priori, de préférence en le voulant parfait c'est-à-dire « contre nature ». Le terrain est libre pour que se développent chez des demandeurs d'enfants sur mesure des illusions tenaces, dont le réveil peut se révéler catastrophique en termes de structuration psychique et d'adaptation au principe de réalité. Cet asservissement de la médecine aux désirs eugéniques (qui recherchent le vivant bien constitué) de la population l'expose à des dérives dont on connaît le sens et l'issue.

On peut se demander enfin si cette médecine du fantasme, dont le coût reste très élevé, pour le patient ou pour la collectivité, est bien décente, confrontée à l'état sanitaire de la planète aujourd'hui et ne viole pas des règles élémentaires de justice, quand les ressources investies pour faire naître un enfant pourraient soulager bien des souffrances des vivants. La médecine du désir risque ainsi d'entrer en conflit avec une politique de santé réglée sur des principes de justice et d'équité.

La PMA est une des expressions les plus nobles des fins de la médecine qui est d'œuvrer en faveur de la vie. Elle favorise et consacre l'accueil de l'enfant qui achève la vie du couple humain, elle véhicule des valeurs de solidarité et de compassion. Mais par sa technicisation croissante et par l'obtention de formes de procréation de plus en plus éloignées des formes naturellement et socialement dominantes, elle crée des situations biologiques, affectives et institutionnelles inédites et limites, qui risquent d'en faire un aventurisme redoutable, qui n'est plus à l'abri d'un « Hiroshima génétique ».

PARTIE III

Résistances à la technique

La toute-puissance des idéologies technico-scientifiques, issues des biotechnologies et d'une certaine pharmacologie, commence à s'effriter, à perdre de sa suffisance lorsqu'on passe à la clinique. La pratique thérapeutique qui confronte un médecin, un soignant et un patient fait émerger des situations, des méthodes, des obstacles qui ne sont pas commensurables à une technologie. On peut l'illustrer par la complexité de la médecine interne, par la dermatologie, la peau devenant un aspect du corps résistant à la seule objectivation et dans le cas du handicap qui confronte la médecine à un corps différent mais dont la guérison n'est plus l'horizon premier. Ainsi apparaissent des perspectives et réflexions qui infléchissent la rationalité techniciste et installent dans l'espace médical des préoccupations complexes et humanistes.

CHAPITRE 7

Les nouvelles frontières de la clinique

La question des puissances et limites des savoirs et pratiques est largement réactivée de nos jours dans les laboratoires de biologie, les séminaires médicaux, les médias grand public et les savants colloques interdisciplinaires, sur les épidémies, par exemple. La profession médicale semble, à un degré rare, soumise à une évolution accélérée et souvent contradictoire de ses savoirs et savoirs faire, mais aussi de ses règles, normes et valeurs qui font l'objet de vives controverses, sur fond d'évolutions divergentes voire contradictoires. La médecine a certes l'habitude, parce qu'elle détient les clés de la vie et de la mort, de se voir soumise à des crises internes et à des critiques externes. Mais la situation contemporaine atteint une ampleur plus grande et une intensité plus aiguë, du fait de la rapidité des changements, de l'interconnexion étroite des métiers et des institutions, de la communication quasi instantanée et généralisée et de l'exigence accrue des sociétés démocratiques et médiatiques à tout mettre sous le regard de la transparence et de la discussion. Le monde de la médecine, la corporation des médecins, ne peuvent plus se retrancher dans quelque tour d'ivoire, nos sociétés braquent leur projecteur en permanence sur les questions de la maladie et de la santé, bien primaire de toute civilisation, qui font elles-mêmes l'objet de constats, d'évaluations, d'interprétations ou de révolutions permanentes et souvent antagonistes. La médecine condamnée à d'innombrables innovations et changements, est donc bien en marche, lente ou forcée, mais dans quelle direction, jusqu'à quel point de destination, avec quel équipement culturel et intellectuel ? Il est flagrant que l'accumulation et la valorisation croissante des savoirs et pouvoirs de la médecine aujourd'hui se paye aussi de nouvelles situations paradoxales, contradictoires, souvent inconfortables, voire déstabilisantes, et qui apparaissent comme autant de défis à affronter. Tentons d'identifier quelques points cruciaux, quelques carrefours dangereux, quelques formes paroxystiques des changements que connaît la médecine aujourd'hui, avant de suggérer quelques pistes pour les temps à venir.

1 | Entre clinique empirique et recherche de pointe

Si la médecine est avant tout l'art de soigner, astreinte à la double obligation de moyens et de résultats, de produire chez un patient des modifications bénéfiques, elle a depuis bien longtemps cherché à sélectionner et à valider ses savoir-faire par la rationalité biologique qui s'est constituée progressivement depuis le XVIIe siècle. Les avancées en thérapie sont donc conditionnées par la progression de connaissances expérimentales biologiques et la fabrication de médicaments obtenus selon les lois physico-chimiques les plus objectives. Cette progression par la science entraîne généralement, en un laps de temps variable, des progrès dans la thérapie. Mais cette marche en avant, fondée sur les retombées d'une discipline heuristique et d'un art pratique, a récemment changé de visage. La recherche biomédicale est de plus en plus proche des situations cliniques où elle s'alimente en problèmes ou se nourrit d'expérimentations et en retour l'activité clinique, surtout hospitalière, loin d'attendre les transferts de savoirs de la biologie expérimentale à la thérapie, s'insère dans des recherches de procédures et protocoles autrefois réservés aux seuls chercheurs de laboratoires. Cette imbrication sur le terrain, de divers milieux professionnels, d'intérêts cognitifs et d'objectifs au départ distincts, favorise sans doute une clinique moins passive, moins routinière, parce que mieux informée, plus impliquée dans la progression des connaissances et dans l'innovation thérapeutique (oncologie, maladies orphelines), mais on peut aussi craindre une sorte de surexposition des médecins à la performance et à la prouesse de la recherche (cas des greffes), à la poursuite unilatérale d'objectifs cognitifs parfois plus stimulants que des objectifs thérapeutiques traditionnels, inséparables de relations interpersonnelles et de connaissances empiriques des individus à traiter. Autant la biomédecine peut être porteuse d'avantages nouveaux en termes d'efficacité des soins, autant elle risque de conduire à une certaine survalorisation des connaissances abstraites et générales (sur « la » maladie et « les » remèdes posés comme entités) par rapport à la nécessaire connaissance concrète des personnes, toujours singulières, à soigner, même pour des maux chroniques, peu spectaculaires. Il n'est pas sûr, en ce sens, que les valeurs éthiques de la seule connaissance objective où prime le plaisir de la découverte et de l'intelligence désintéressée, jadis vantées par Jacques Monod, recoupent toujours les valeurs éthiques du soin où l'attention à la personne unique et globale, en vue de lui dispenser le traitement adapté, l'emporte sur la compétence froide de l'étiologie scientifique et de la pharmacologie quantifiée des laboratoires. Il est, en ce sens, significatif de voir que les spécialités médicales valorisées par l'air du temps (au prix de campagnes médiatiques) coïncident surtout avec les domaines où la recherche médicale opère des avancées spectaculaires (génétique, procréation assistée, etc.), ouvrant ainsi de nouveaux champs d'intervention, mais pas toujours motivées par l'urgence thérapeutique, et sans que cela n'améliore la qualité générale des soins (virologie). On est certes en présence d'une dynamique irréversible, mais dont les effets contre-productifs n'ont pas encore été vraiment évalués.

2 | Progrès technologiques et persistance des énigmes médicales

Cette adhérence croissante de la clinique à la biomédecine et à la biologie se double en fait d'une utilisation croissante de nouvelles technologies de pointe favorisant l'exploration du vivant et ouvrant de nouvelles voies techniques aux traitements. L'explosion spectaculaire des nouvelles techniques d'imagerie, la mise au point d'outillages microchirurgicaux non invasifs, la généralisation de systèmes experts statistiques basés sur l'EBM, les futures nanotechnologies permettant d'observer, de réguler, voire de remplacer les fonctions vitales par des automatismes numérisés, permettent certes des avancées spectaculaires dans la connaissance des dysfonctionnements du corps et leurs traitements. L'industrialisation des biotechnologies a doté la clinique d'un monde d'artefacts nés de l'informatique, de l'intelligence artificielle, de la physique des particules, etc., permettant à la médecine de l'œil et de la main nus de bénéficier d'outils et d'instruments donnant accès à l'invisible du corps, vu du dedans et à des échelles microscopiques.

Pourtant, comme souvent, les performances spectaculaires d'une technologie ont fait naître des espérances déraisonnables et des modifications de comportements trop précipitées. Les nouvelles technologies médicales peuvent donner lieu à des recours abusifs, à des prescriptions inutiles et dispendieuses, au détriment d'une confirmation plus empirique et modeste, mais surtout elles peuvent conduire à de nouveaux types d'erreurs, d'illusions voire de fautes. Les examens hautement sophistiqués ne dispensent pas de l'intelligence clinique la plus sensorielle et pragmatique, ni de l'expérience par essais et erreurs la plus ordinaire, car ils ne peuvent répondre qu'à de bonnes questions posées au préalable et n'informer qu'au prix d'interprétations justement inspirées. Bien plus, ces avancées technologiques conduisent parfois à une certaine décharge de compétence et de responsabilité professionnelle et à une culture voire un culte des bilans numérisés, à qui on attribue un pouvoir de révélation infondé. Comme l'a bien signalé, entre autres Didier Sicard (ancien président du CCNE), l'imagerie médicale est souvent utilisée de manière paresseuse ou miraculeuse, induisant chez le patient comme chez le médecin des attentes et des espoirs disproportionnés, voire des erreurs de diagnostic.

Les innovations de ces recours aux prouesses technologiques ne sauraient faire oublier que la médecine efficace - interne de plus - ne peut se passer de la rencontre avec un tableau clinique lentement, habilement et savamment reconstitué, par une relation personnalisée et empathique. L'objectivation des pathologies par des appareils et des analyses de pointe est certes un gain qualitatif mais ne saurait faire oublier la dimension intersubjective de bien des pathologies. Plainte, souffrance et mal-être ne se laissent pas toujours réduire à des perturbations organiques décelables par une investigation de haute technologie, et l'importance, de plus en plus reconnue de l'effet *placebo* doit inciter à se convaincre de la complexité des réactions subtiles d'un sujet. En dépit des batteries d'appareillages d'investigation et d'intervention, il faut bien constater que bien des pathologies apparaissent et évoluent sur fond d'un invisible rebelle, qui relève bien plus de la croyance, de l'affect ou d'un « être-au-monde » que de la dérégulation neurobiochimique, voire même sur fond d'un inexpliqué qui peut rester inexplicable. En un mot, la technologie a amélioré bien des interventions médicales, mais elle ne peut prétendre agir sur l'inobjectivable, l'immatériel, le non manipulable en termes d'ingénierie de la vie biologique. Plus que jamais la médecine doit avoir conscience que l'être malade est complexe et que chaque pathologie est plurifactorielle ; l'individu est le siège de processus physique et psychique, le corps est parfois réductible à un mécanisme, mais parfois aussi le lieu d'inscription de langages subjectifs, qu'il faut alors totaliser pour comprendre ses dysfonctionnements et avoir des chances accrues pour pouvoir y remédier.

3 | La double contrainte du dialogue médecin-patient

L'emprise des technologies ne saurait donc dispenser de la rencontre duelle, du colloque singulier, entre un patient et un thérapeute. Mais ce moment solennel et décisif pour la suite clinique se trouve aussi soumis de nos jours à des modélisations et normes très éclectiques et sujettes à vives controverses. Peut-être même que toutes les tensions qui traversent la médecine se concentrent-elles dans l'intimité de ce dialogue singulier, de plus en plus éclipsé par la médecine en milieu hospitalier, doté d'environnements et de plateaux techniques taylorisés et technicisés. Mais si l'importance de cette rencontre interpersonnelle ne peut être déniée, en quelque milieu que ce soit, elle peut donner lieu à des idéalisations et même des idéologisations antinomiques.

Dans le sillage de la psychologie sociale nord-américaine, on a vu se développer les normes de l'autonomie individuelle dans le contexte d'une société démocratique ; l'éducation comme la médecine ont vu l'enfant et le malade placés au centre du système de formation ou de soin. Il en résulte une démystification de la fonction et de l'image de maîtrise que donne un savoir qui doit être mis au service des besoins et objectifs de formation de l'élève ou de soin du patient. Cette démocratisation a conduit en médecine à traquer et contester les signes et formes de la relation dite paternaliste, voire patriarcale, d'une médecine ancienne au profit d'une médecine purement contractuelle où un patient définit librement avec un médecin les cadres de sa relation de soin. Cette promotion de l'individu s'accompagne d'une reconnaissance accrue en termes juridiques et éthiques de son autonomie (la charte du malade), qui est requise explicitement dans de multiples situations (consentement à l'expérimentation, consentement aux soins), les deux partenaires se trouvant ainsi mis à niveau d'égalité et de réciprocité jusqu'à souhaiter remettre le patient au centre du soin. Le contraste est grand avec une situation à l'ancienne, caractérisée par une asymétrie voyante entre un patient fragilisé par son mal et un médecin triomphant par ses présumés savoirs qui sauvent. Cette dédramatisation de la situation pathologique et clinique, ce renforcement des droits du patient contribuent sans doute à conférer à la médecine des conditions plus propices à une confiance et à la sérénité favorables à une amélioration du mal.

Il reste que cette contractualisation de la relation thérapeutique n'est pas sans poser de sérieux problèmes. Du côté médical, la pratique se voit de plus en plus soumise aux risques de judiciarisation, comme toute situation contractuelle qui s'expose à des litiges ; loin d'apporter alors une sérénité à la rencontre démocratique, elle risque de susciter des attitudes consuméristes où le patient cherche à obtenir des satisfactions contractuelles en fonction d'une évaluation purement comparative et subjective de ses besoins. Informé, voire surinformé par les encyclopédies médicales et maintenant par les sites Internet, le patient n'est-il pas victime d'une fausse culture à laquelle il exigera que le médecin apporte seulement sa caution ? Le médecin ne risque-t-il pas devenir une forme d'alibi à une automédication sauvage ? De plus le médecin se voit contraint de se protéger de plus en plus derrière un usage du principe de précaution voire du principe de non-intervention, envers et parfois contre ses convictions de médecin. Ne risque-t-on pas ainsi paradoxalement de nuire à autrui au moment même où on l'honore du respect de sa pseudo autonomie ?

Quant aux patients eux-mêmes, revalorisés dans leur liberté par rapport à un prestataire de service, dont ils peuvent changer en fonction de leur taux de satisfaction, ne risquent-ils pas de mésuser de leur liberté présumée ? Car est-on vraiment libre lorsque l'on est malade, on souffre, on se sent affaibli existentiellement et dépendant socialement ? Et s'il parvient à ne plus considérer un médecin comme un magicien doté de pouvoirs exceptionnels, le malade d'aujourd'hui ne continue-t-il pas encore à attendre de lui bien plus qu'il ne peut donner ? L'homme moderne, encouragé par les promesses des sciences et techniques thérapeutiques, adresse de plus en plus au praticien des demandes qui excèdent des possibilités raisonnables : guérir, transformer son corps, améliorer ses performances, pérenniser sa jeunesse, l'immuniser contre les maladies, bref acquérir une santé parfaite sur mesure ? Jamais peut être n'a-t-on vu pareil contraste entre une idéologie égalitariste et démocratique de la médecine et une mythification inattendue de nouveaux médecins magiciens de la vie, manipulateurs prestigieux pour nous transformer en êtres parfaits. Loin de devoir seulement soigner un mal, le médecin, pourtant traité en simple technicien, est censé prendre soin de toute notre vie (*health care*) par la prévention, le conseil, la thérapie et le suivi à vie. Ne voit-on pas la médecine, la psychiatrie, en particulier, pénétrer dans tous les événements de la vie sociale pour accompagner l'individu, le soutenir, instaurer ainsi des tutelles voire des prothèses thérapeutiques pour tout ? La médicalisation diffuse de l'existence, qui amène les individus à se transformer en patient virtuel, pour toute insuffisance ou souffrance, contraste ainsi violemment avec une éthique démocratique qui voudrait limiter le médecin à un technicien n'intervenant que par un contrat de service. Il existe bien un conflit entre deux idéologies, voire entre deux mythologies, l'une d'une médecine qui doit apporter le meilleur rapport qualité-prix sur un marché de la santé et l'autre d'une médecine qui est censée procurer par enchantement, à tout prix, une santé parfaite et quasi éternelle.

4 | Un conflit de rationalités

Derrière ces tensions voire contradictions quant au rôle, à la mission de la médecine, se cache une tension encore plus redoutable, qui porte sur la rationalité même engagée par la médecine. Certes la médecine a toujours connu une hétérogénéité de paradigmes de construction de son savoir, hésitant entre une expérience séculaire transmise empiriquement (les recettes éprouvées, transmises de génération en génération) et une science moderne abstraite, quantitative, décomposant les phénomènes pour en atteindre les causes cachées sujettes à modification. De même, l'actualité des psychothérapies vient d'illustrer à nouveau les conflits épistémologiques entre une approche tout organiciste des perturbations psycho-comportementales et une approche de type psychanalytique pariant sur l'efficience pathogène de la sphère symbolique (traumas, stress, etc.). Ces conflits de méthodes et d'écoles conduisent toujours à identifier et distinguer une médecine dominante, reconnue et validée par les systèmes sociaux, et des pratiques plus ou moins marginales, minoritaires, hérétiques, bref alternatives.

Étant donné que les sociétés ont toujours fait appel à des thérapies multiples, qui connaissent succès et faillites, faut-il reconduire systématiquement une politique médicale dogmatique, unidimensionnelle, de monopole ? Notre époque, pluraliste parfois jusqu'au relativisme, peut nous inciter à accepter aussi un pluralisme thérapeutique, dès lors que l'on ne perd pas le sens critique et la prudence. S'il existe toujours des croyances fortes, voire intolérantes, chez nombre de praticiens, ne faut-il pas promouvoir un sens de la complémentarité des traitements en fonction des patients et de leurs maux ? Nombre de généralistes s'ouvrent, même pour des motifs économiques, à des pratiques alternatives qui sont présentées comme des compléments voire des alternatives (homéopathie, ostéopathie, médecines orientales). Sans renoncer à l'approche scientifique, organiciste, de la pharmacologie allopathique, il convient que la médecine en place accueille des approches obéissant à des rationalités plus floues et douces, dès lors qu'elles connaissent des succès dans certains cas. Il s'agit moins de nos jours d'élire un modèle thérapeutique orthodoxe que de savoir adapter la méthode thérapeutique aux cas qui se présentent. Cette pratique polythérapeutique, adaptative, pragmatique, peut se révéler d'autant plus précieuse et même opportune que les populations à traiter sont de plus en plus différentes par leurs pathologies, leurs croyances, leurs normes, etc. Le pluri-ethnisme et la pluriculturalité contraignent de plus en plus la médecine à se départir d'une seule rationalité opérative pour maîtriser et offrir une palette de thérapies adaptées. À cet égard, la politique de l'OMS, qui cherche à conjuguer ensemble médecines conventionnelle et traditionnelle, gagnerait à inspirer toutes nos pratiques, en élargissant un regard monoculturel, ethnocentré, au profit d'une approche plus tolérante et interculturelle. Sans renoncer aux acquis irréversibles de la médecine scientifique, il serait sans doute possible d'intégrer d'autres méthodes qui ont aussi leurs atouts.

5 | Une médecine juste ou discriminatoire ?

La prise en charge des malades expose de nos jours la médecine à opérer des sélections involontaires de patients qui suscitent de plus en plus d'incompréhension et de conflits éthiques. En dépit de ses dispositions et engagements humanistes, exprimés dès Hippocrate, qui lient l'acte de soigner à une pratique altruiste, inconditionnelle, la médecine même alliée durant longtemps aux ordres religieux, plus dédiés aux pauvres et démunis, n'a pu éviter que certaines catégories de populations soient mieux soignées ou aient davantage accès aux soins. À une époque marquée par l'expansion des idéaux démocratiques et par une mondialisation croissante, ces inégalités interpellent de plus en plus la conscience thérapeutique. Il existe une frange croissante de populations exposées à des précarités pathologiques et sous médicalisées (Marginaux, populations désœuvrées, carcérales, migrants), malgré parfois les aides sociales compensatoires, qui échappent souvent encore aux systèmes de soins. Les inégalités des conditions sanitaires et de l'accès aux soins entre pays développés et non développés font l'objet d'une prise de conscience nouvelle. Les coûts de certaines thérapies de pointe recréent des conditions favorisant une médecine de riches, mais on peut s'aussi s'interroger sur le bien-fondé de certains systèmes de couverture sociale à prendre en charge des traitements à la limite de la finalité thérapeutique et dont les coûts prohibitifs laissent rêveurs à côté des besoins criants d'offres médicales ailleurs. Toutes ces données factuelles, largement connues et diffusées, créent sans doute un malaise collectif face à la capacité de la médecine à offrir à chaque homme la même chance de conserver ou restaurer sa santé. La médecine n'échappera pas à une révision de son éthique sociale, indépendamment de sa bipartition entre secteurs public et privé, et pas seulement de la gestion de ses systèmes de protection sociale et d'assurance maladie.

6 | Quelques orientations pratiques

Ce rapide état des lieux, ce survol des principaux problèmes de la médecine aujourd'hui, nous conduisent sans dramatisation abusive, à souhaiter quelques réactions corporatistes et culturelles, non pour régler tous les problèmes, ce qui serait utopique et démagogique, mais pour contribuer à élaborer une nouvelle pensée médicale à la hauteur des distorsions, tensions et paradoxes dans lesquels les patients et médecins sont engagés :

- si les pratiques et institutions médicales, comme toutes autres, sont délicates et lentes à réformer, comme on manœuvre avec plus de difficultés un paquebot qu'un monocoque de course, il importe au moins de préparer chaque nouvelle génération à être mieux formée, en lui transmettant au moins les leçons déjà acquises au présent. Le problème est certes délicat : comment instruire un futur médecin et le faire accéder aux savoirs de plus en plus raffinés, techniques et pointus issus de la biomédecine et des biotechnologies, tout en ne le réduisant pas un technicien haut de gamme, voire à un ingénieur du vivant. Un futur médecin doit pouvoir acquérir les fondamentaux d'un métier spécialisé, mais aussi accomplir pleinement son humanité, qui suppose une intelligence réfléchie, une large culture, un sens de l'humain, un idéal humanitaire, sans lesquels sa pratique restera exposée à une déshumanisation et aussi à des échecs professionnels. Il convient à cet effet de prévoir un temps d'ouverture aux sciences humaines et sociales, largement acquis, et même un temps de réflexion critique sur l'histoire de la médecine, sur la connaissance épistémologie de la construction du savoir médical, sur l'anthropologie médicale qui permet de découvrir la palette bigarrée des pathologies et des thérapeutiques, sur les sciences politiques et sur les politiques de santé publique, sur l'éthique et la philosophie des fins dernières de la vie, si l'on veut que la médecine retrouve la capacité, non d'accéder à des performances spectaculaires mais d'œuvrer à la santé de tous. C'est à ce prix seulement que la médecine pourra échapper à son statut faussement prestigieux de technique de pointe de réparation ou de reconstruction des vivants, pour redevenir une authentique remédiation aux maux de la vie, qui participe bien de la totalité des conditions du bien vivre des humains.

– Sans attendre de nouvelles générations de médecins qui exerceront à la fois une science et un art, il convient sans doute de contribuer à instiller dans toute la culture médicale contemporaine (de la pharmacologie à l'éthique) un sens de la complexité des processus et un sens de la globalité des approches des pathologies. Sans tomber dans quelque vision messianique qui prédit un changement historique de paradigme de civilisation, omniprésent dans la culture du *new age*, nous avons suffisamment d'indices aujourd'hui, pour conjuguer ensemble à la fois une logique analytique qui lie savoir et pouvoir au morcellement, à l'atomisation d'un phénomène pathologique, et une logique holistique, qui peut saisir les facteurs multiples, les interactions entre niveaux d'organisation, les niveaux matériels et les niveaux immatériels des phénomènes humains. La médecine a besoin de maîtriser des causes mais aussi des fins, de recourir à des preuves expérimentales mais aussi à des intuitions, à prendre en compte la rationalité mais aussi les croyances, les symboles et même les rêves.

Ce ressourcement à une culture pluridimensionnelle est sans doute la seule solution pour conserver voire accroître l'efficacité et l'humanité d'une médecine qui va être confrontée de gré ou de force à des défis impressionnants dans les décennies à venir : un déséquilibre financier de nos sociétés qui peut conduire à la fin de l'État-providence et à l'hyper protection sociale, le vieillissement attendu de la population qui va contraindre à soigner plus et autrement, le métissage des cultures avec le brouillage des lignes de démarcation des référents qui ont conduit à la domination de la seule rationalité occidentale, les incertitudes pesant sur l'avenir de la planète avec ses catastrophes sanitaires et écologiques possibles, et même le développement d'une biomédecine de troisième millénaire engagée à transformer les caractéristiques même de l'espèce humaine en nous faisant entrer dans quelque « post-humanité », largement médiatisée de nos jours, qui suscite enthousiasme ou vertige d'angoisse.

Toutes ces données nouvelles vont sans doute conférer à la médecine une place grandissante dans les sociétés de demain, tout en multipliant les risques de tensions épistémologiques et éthiques. La médecine risque d'être au centre des grands choix de civilisation dont elle pourra accompagner ou non les options. Nul doute que la maîtrise de techniques et sciences, aussi impressionnantes qu'elles soient, ne suffira plus, car la médecine se verra adresser de plus en plus de demandes qui relevaient dans le passé de la magie ou de la religion, et pourtant elle devra offrir encore des réponses conformes à son immémoriale éthique qui est d'aider l'homme à vivre et à mieux vivre, sans se faire complice de tout ce qui peut défigurer l'homme, soit dans le sens d'une déchéance honteuse, soit dans le sens d'une surhumanité qui voudrait faire des hommes de nouveaux dieux immortels.

CHAPITRE 8

La dermatologie, entre biochimie et symbolique

Dès que l'on postule que la maladie n'est pas seulement une altération d'un organisme vivant, mais réagit par interaction avec la totalité de l'individu biopsychique, il résulte que le corps peut aussi être approché comme un miroir de la totalité complexe d'un individu et qu'il peut donner lieu à des modifications qui ne se réduisent pas à des actions de cause à effets biologiques, mais qui peuvent être comprises comme des expressions significatives d'un sujet. Autant les pathologies organiques accomplissant des fonctions spécialisées se sont prêtées à une maîtrise par un paradigme mécaniste (cardiologie), autant la peau, par sa situation et exposition donne lieu à des approches et traitements complexes, où la biochimie touche à la symbolique psychique. La dermatologie serait donc une médecine exemplaire pour mettre en évidence les limites du causalisme étroit et du technicisme systématique.

La peau est une surface feuilletée (épiderme, mésoderme, endoderme, etc.) qui se laisse analyser par réduction physico-chimique comme tout composé cellulaire et génétique. Mais nulle partie du corps n'est peut-être à ce point un lieu où se rencontrent des traces, empreintes, signes de signification existentielle, psychique. De plus en tant qu'interface entre le dedans et le dehors, la peau est une frontière double, protection de l'intérieur, surface de réception et d'agression de l'environnement ; mais même en tant qu'interface psychique, la peau se laisse appréhender comme frontière et nourrit une expérience de la fluctuation, de la plasticité de tout sujet. Ainsi s'est développée une approche psychologique et psychanalytique du moi-peau qui ouvre sur des médecines plurielles et complémentaires.

La peau est la surface du corps, son enveloppe, elle est doublement vulnérable aux agressions internes et externes, ce qui fait de la dermatologie une science de la rencontre de deux milieux du vivant. Mais de ce fait, en participant à l'identité du corps propre, la peau est aussi fondamentalement une enveloppe psychique, à travers laquelle chaque sujet construit un rapport empathique ou répulsif avec le dehors et les autres. La dermatologie doit donc approcher la peau comme une structure cellulaire osmotique, bifide, mais aussi comme la surface de construction symbolique d'un vécu psychique. Il est même possible que les affections du derme puissent être éclairées par tous les côtés et même que le facteur psychosomatique soit souvent plus décisif que les seules altérations physico-chimiques des cellules. Comment appréhender cette herméneutique de la peau qui peut être considérée comme arrière-pays de la dermatologie biochimique ? La prise en compte de cette plasticité symbolique de la peau ne serait-elle pas la condition d'une amélioration de la dermatologie qui échappe ainsi plus que d'autres à toute réduction physico-chimique ?

Les conceptions occidentales de l'individu sont inséparables d'une certaine délimitation des frontières corporelles, la sphère de la subjectivité s'inscrivant dans les limites anatomiques du corps, marquées par la peau et ses vêtements. La surface externe de notre corps constitue ainsi une séparation, une coupure entre deux mondes, le monde intérieur qui m'appartient par son intimité, parce qu'elle fait partie intégrante de mon être, et le monde extérieur, séparable, détachable, disponible, parce qu'il ne contribue pas à mon identité originelle. Cette conception culturelle qui a imprégné la sensibilité, les mœurs, les systèmes de représentations normatives (esthétique, éthique) est loin cependant de structurer le vécu de chacun. Autour du modèle culturel dominant se produisent de multiples oscillations qui font de cette frontière entre le dedans et le dehors une ligne mobile, plastique, parfois transformée en forteresse, parfois exposée à la dissolution.

François Dagognet a, parallèlement aux travaux de Didier Anzieu, contribué à réévaluer la fonction sémiotique et symbolique de la peau, qui n'est plus un simple épiderme, mais une surface où se concentre la vie organique et psychique du sujet et qui peut devenir ainsi un objet de savoirs insoupçonnés[41]. Dans son prolongement, on peut confirmer la vérité séméiologique de la peau en reconstituant quasi phénoménologiquement l'expérience complexe du vécu de la frontière entre le dedans et le dehors, mettant ainsi par des effets de convergences, les données existentielles au service d'une thèse épistémologique qui dépasse largement le champ de la dermatologie.

Il s'agit dès lors de se demander comment rendre compte de ces évasions et invasions du Moi de part et d'autre de la surface visible du corps, comment la représentation et la perception de la peau contribuent à favoriser et à renforcer ces réorganisations perpétuelles des limites du Moi. Quelles conséquences ont ces déplacements de la spatialité du corps sur le vécu subjectif et sur les discours que nous pouvons tenir sur lui ? Comment découvre-t-on l'ambivalence de ces représentations de la peau qui en fait à la fois un organe de conquête de l'extériorité et un instrument de protection de l'intériorité ? Et surtout quels risques, quels dangers se profilent-ils à l'horizon de ces variations de la frontière de la peau ?

1 | Le jeu de la peau au service de la vie du Moi

Les différentes parties du corps engendrent toutes des représentations qui ont trait à l'identité personnelle, leurs propriétés réelles ou fantasmées servant à doter notre être de qualités et de défauts, de forces et de faiblesses, de sentiments de puissance ou d'infériorité[42]. La peau joue sans doute un rôle exceptionnel et hautement symbolique dans la mesure où elle est l'enveloppe de notre chair, de ses organes et fonctions ; elle est la partie visible de notre corporéité, qui vient délimiter l'intérieur du corps comme monde intime et caché, et elle met notre corps propre en contact

41 Dagognet, F., *La peau découverte,* Paris, Les Empêcheurs de penser en rond, 1993.

42 Voir la psychologie d'Adler qui repose sur le sentiment d'infériorité organique.

avec le monde extérieur. Elle est donc cet espace unique de notre corps qui appartient à la fois au registre du Moi et à celui du Non-Moi[43]. On sait d'ailleurs combien cette conscience de la limite corporelle est l'œuvre d'une lente élaboration psychogénétique dans laquelle le schéma corporel joue un rôle majeur. Psychologie génétique et psychanalyse ont cerné ces processus d'exploration corporelle des premières années qui permettent de découvrir et de vivre l'appartenance du corps au sujet : attouchements, succions, introductions d'objet, conduites orales et anales, toutes ces expériences édifient progressivement un système stable de l'identité corporelle. L'ontogenèse parvient ainsi à une appropriation juste du corps, qui permet d'en faire un corps « mien », de le distinguer du monde objectal, par exemple de distinguer la main du jouet qu'elle porte. On peut présumer d'ailleurs que même si la culture minore ou délaisse parfois cette phase de construction du Moi, le processus lui-même n'en est pas moins effectif, car seul il permet d'agir de manière adaptée et finalisée, du moins dans toute action technique.

Mais dès ces stades élémentaires il est aisé d'établir la fragilité, l'instabilité de la formation d'une image de soi incorporée, comme s'il existait une difficulté structurelle d'ajustement de la conscience de soi à la perception sensorielle du corps propre[44]. La conscience a parfois du mal à superposer les deux, à éviter le bougé, le débordement, comme si le psychique et le physique ne pouvaient établir aisément de congruence somatico-fantasmatique. Cette difficulté à opérer une scission entre l'être et l'avoir, entre le sujet et le monde, à distinguer le corps qui m'appartient et les objets qui ne participent pas de mon être, se vérifie d'ailleurs dans les dessins d'enfants qui pendant longtemps nouent ensemble le dedans et le dehors, l'intérieur et l'extérieur (dessin d'habit ou de maison)[45].

Cette fragilité du schème de la peau-limite du moi n'est cependant pas une propriété transitoire de la formation du sujet mais reste une sorte de point sensible autour duquel peuvent se greffer

43 Thème développé par Anzieu, D., *Le Moi-peau*, Paris, Dunod, 1985. Voir aussi les développements de Doron, J., *Chaos psychique*, Paris, Paidos-Centurion, 1991.

44 Voir Merleau-Ponty, M., *Phénoménologie de la perception*, Paris, Gallimard, « TEL », 1976.

45 Duborgel, B., *Le dessin d'enfant*, Paris, Éditions universitaires, 1976.

des vécus différenciés aux effets opposés. Ainsi la peau se révèle constitutionnellement comme une ligne flottante qui sépare moins deux espaces que deux champs de force psychique. Car la peau apparaît bien, tout au long de la vie, par les imaginaires qu'elle engendre, comme une membrane perméable, véritable lieu d'échanges et donc de conflits potentiels ou réels. Autrement dit, les surdéterminations symboliques de la peau ne viennent pas seulement de l'incertitude des marquages spatiaux entre dehors et dedans, entre Moi et Non-Moi, mais de ce que la peau est le lieu de circulation de dynamismes, de mouvements déclenchés par nos affects. Par là, la peau devient bien une réalité psychique, où se jouent des peurs et des désirs du sujet. On peut ainsi mettre en évidence deux orientations dominantes de la sensibilité et de l'imagination de la peau :

- d'un côté elle est le lieu où se concentrent des forces psychiques hostiles, négatives, liées au-dehors, qui suscitent des affects et des images de menaces, d'envahissement, de destruction. Il en résulte une panoplie d'imaginaires schizomorphes qui se manifestent par les petites phobies ordinaires de médicaments, de piqûres, de vaccins, de pénétration sexuelle. La peau perd alors son pouvoir de protection, passe pour une surface trouée qui laisse pénétrer de la négativité dans l'intériorité. Cette perception d'une peau percée, d'une peau-orifice, suscite souvent chez les sujets des réactions d'autodéfense, d'évitement, de répulsion d'objets ou de personnes, mais plus banalement des attitudes qui maintiennent à distance du corps les formes du Non-Moi. La stratégie la plus instinctive consiste alors à doubler la peau par un nouvel espace maintenu à distance, par la création d'un cercle protecteur plus large, une frontière plus éloignée. Ainsi le vêtement peut souvent remplir cet office lorsqu'il n'est plus seulement fonctionnel ou esthétique mais sert véritablement d'arme de protection et de défense.

La science de la proxémie[46] a ainsi étudié les dispositifs culturels complexes qui participent de cette protection du Moi-peau contre les dangers liés en particulier au contact ou à la promiscuité ou même seulement à la proximité des autres. Chaque culture adopte d'ailleurs des distances standardisées implicitement, en

[46] Voir Hall E.T., *La dimension cachée*, Paris, Seuil, 1971.

deçà desquelles la présence de l'autre devient source d'émois, de répugnance ou d'effroi. L'expérience de l'ascenseur est ainsi typique de ces perceptions, variables selon les cultures, d'une hostilité latente, qui amène chacun à établir une distance, un vide entre soi et les autres. Et quand l'espace devient trop petit, et que les corps se touchent, le Moi se resserre, se met en boule intérieurement comme pour ne pas être touché et peut-être contaminé par l'autre. L'ensemble des rites d'interaction sociale servent d'ailleurs à réguler les distances critiques et les distances normales qui garantissent une sécurité du moi-peau (d'où les études interculturelles sur les relations médecin-malade face au corps)[47].

– De l'autre côté cependant, la peau peut jouer psychiquement le rôle d'une surface tonique, d'un corps conquérant qui cherche par elle, à travers elle, à élargir la sphère du Moi. La peau peut devenir le point d'appui d'un élargissement de la conscience au monde, d'une dilatation de soi dans la mesure où par les points de contact et les orifices de la peau peuvent s'exprimer, s'exhiber des forces psychiques centrifuges. Le folklore universel est ainsi riche de telles surdéterminations des orifices (bouche, anus) qui permettent à l'intérieur de sortir de soi, de s'étendre aux portions du monde extérieur[48]. L'iconographie religieuse médiévale n'a-t-elle pas aussi conservé une telle symbolique en montrant comment l'âme des morts s'échappe par la bouche sous la forme d'une véritable expulsion de l'*homonculus* de l'intérieur dans les airs. La conduite anale et le plaisir fécal de l'enfant témoignent plus prosaïquement de cette manière d'occuper le monde extérieur par les substances internes, le monde devenant une sorte de scène, un miroir d'affirmation du corps individué.

L'importance de cette pulsion vitale qui fait que le Moi déborde les limites corporelles de la peau, affirme son identité intérieure par l'expulsion, se vérifie par la puissance des systèmes d'inhibition activés par l'éducation et la culture. S. Freud a bien montré comment se mettent en place des systèmes d'auto-inhibition qui rendent précisément possible et obligatoire la fermeture du corps sur le monde extérieur, la consolidation de la peau et de ses orifices comme frontière étanche, qui évite les pertes, rejets

[47] Goffmann, E., *Les rites d'interaction,* Paris, de Minuit, 1974 et les travaux de Tobie Nathan.

[48] Voir Gaignebet, Cl., *Le folklore obscène des enfants,* Paris, Maisonneuve, 1980.

de l'intérieur vers l'extérieur[49]. C'est d'ailleurs sans doute cette autolimitation du corps au seuil de la peau, ce rétrécissement de l'espace subjectif au dedans, qui ont participé à la constitution de la moralité et à cette instance spécifique qu'est la culpabilisation de la nudité et des orifices dotés de valences d'impureté et d'obscénité. J. Starobinski a d'ailleurs souligné combien la surface corporelle a subi dans l'emprise de l'axiologie judéo-chrétienne une image particulièrement répressive[50]. La bouche et la sexualité ont fait l'objet de représentations négatives ou du moins ont été soumises aux contraintes de l'action sur le dehors qu'est le travail[51]. Et l'on sait combien les idéaux de sagesse des Anciens déjà ont mis en avant le modèle de la rétention, du refoulement, de la maîtrise du corps, qui passent avant tout par la contention de la peau, par la lutte contre les forces centrifuges du Moi[52].

Sur un autre plan, le geste de la caresse affectueuse ou amoureuse illustre une autre forme de déplacement de la peau, puisqu'on touchant l'autre, en effleurant sa peau, on cherche à franchir l'espace de séparation et à transmettre des signes de la subjectivité. Toute caresse est d'abord désir de sortir de soi, de dépassement des limites du corps. Comme le souligne J. Brun : « La caresse tente de transmettre à l'autre ce que je sens et de me donner à sentir ce que lui-même ressent. Caresser c'est non seulement toucher, mais vouloir être touché afin de découvrir des chemins possibles d'une symbiose dépassant le *principium individuationis.* Dans la caresse l'ici monadique tente d'abolir ses frontières pour se frayer une ouverture »[53]. Par la main qui s'étend sur le corps de l'autre, le sujet cherche à se servir de la peau comme d'un langage qui n'est plus celui de son corps personnel, mais qui porte un message destiné à la conscience de l'autre.

Le vécu de la peau se façonne donc autour d'un ensemble d'expériences sensori-motrices, émotionnelles et imaginaires profondément ambivalentes et bipolaires, les unes liées à la peur d'une

49 Freud, S., *Introduction à la psychanalyse,* Paris, Payot, 1re éd ; 1900, 2015.
50 Starobinski, J., « Le dedans et le dehors », *Nouvelle revue de psychanalyse,* Gallimard, n° 9, 1974, p. 7 *sq.*
51 Douglas, M., *De la souillure,* Paris, F. Maspero, 1971 ; Foucault, M., *Histoire de la sexualité. L'usage des plaisirs,* Paris, Gallimard, 1977.
52 Foucault, M. *Histoire de la sexualité. L'usage des plaisirs,* Paris, Gallimard, 1977.
53 Brun, J., *La main et l'esprit,* Paris, PUF, 1964, p. 97 ; et aussi *La nudité humaine,* Paris, Fayard, 1973.

peau traversée du dehors vers le dedans, l'autre à la jubilation du passage du dedans vers le dehors. La peau est donc moins une frontière qu'un lieu de passage osmotique, qui donne l'occasion de vivre subjectivement le monde comme hostile et inversement d'expérimenter la puissance du Moi qui vise à le conquérir en s'y prolongeant, en s'y installant. C'est bien pourquoi la peau peut se transformer aussi en un espace séméiologique, qui laisse s'inscrire à sa surface les signes de ses manières d'être au monde. Sur les formes du derme viennent se déposer des intentions, des fantasmes, des désirs, de fermeture ou d'ouverture, de peur ou de désir de puissance. Les symptômes qui s'y objectivent ne sauraient donc se résumer à des signes cliniques organiques, mais accompagnent la manière dont le sujet vit son rapport au-dehors et au-dedans. Loin d'être seulement une parcelle mitoyenne du corps, la peau est une surface globale qui porte la trace de pathologies organiques mais aussi de significations et d'intentions psychiques. Rougeurs, pâleurs ou sueurs sont les signes les plus triviaux qui peuvent ensuite se déplacer plus sournoisement en allergies, en métastases cellulaires, qui sont autant d'effets collatéraux d'une instrumentalisation de la peau pour assurer l'identité du sujet.

Ainsi donc la peau apparaît comme une surface plastique, malléable, une sorte d'espace transitionnel[54], qui confère au sujet un véritable espace de jeu, un volant de manœuvre de sa vie propre[55]. Loin d'être emprisonnée, immobilisée dans une carapace, sorte d'armure objective, la peau se laisse métamorphoser au gré des états psychiques. Véritable outil d'une rythmique maniaco-dépressive, la peau peut susciter un vécu de rétrécissement du Moi comme de son expansion. Sa réalité objective est sans cesse supplantée par une réalité subjective, puisqu'à travers elle le sujet traduit, objective son rapport à soi, tantôt sur le mode du retrait, tantôt sur le mode de l'agression. Sans les fantasmes de la pénétration ou les désirs d'exhibition de l'intérieur, nous ne pourrions pas donner vraiment corps à notre conscience immédiate de nous-mêmes. Mais ce jeu symbolique offert par la peau ne résiste pas à des dérives, à des paroxysmes qui conduisent tout droit vers des

54 Au sens donné par Winnicot, D. W., *Jeu et réalité*, Paris, Gallimard, 1975.

55 Expression de Canguilhem, G., *Le normal et le pathologique*, Paris, PUF, rééd. 1999.

pathologies ou du moins vers des états extrêmes où l'excès devient dangereux pour l'équilibre et est porteur d'effets incontrôlables.

2 | La peau comme expérience limite de la désintégration du Moi

En effet cette expérience ambivalente de la peau peut conduire vers des situations-limites, dans lesquelles les relations à l'espace, au monde, s'exacerbent et nous révèlent en même temps que notre rapport originaire, psychobiologique avec le monde, est à la fois un destin et une aventure toujours encore ouverte. Si notre rapport au corps reste généralement marqué par un équilibre homéostatique idéal, un jeu de pôles alternatifs qui suivent nos rythmes existentiels, il peut aussi s'amplifier selon deux sortes de passage à la limite, deux formes d'excès, sources de tous les dangers : l'un de type moniste qui voit la conscience s'ouvrir sans frein à l'espace du dehors pour s'y perdre et s'y fondre, l'autre plutôt dualiste qui aboutit à un enfermement dans une prison intérieure sans communication avec l'extérieur.

– Une des traductions psycho-philosophiques les plus célèbres du monisme du dehors se trouve par exemple dans l'œuvre de J.-P. Sartre. Commentant le principe même de la phénoménologie de Husserl, selon lequel « toute conscience est conscience de », Sartre souligne combien cette formule met fin à une conception de l'intériorité qui n'a eu de cesse de s'assimiler, de digérer l'extériorité. Or pour Sartre il appartient à l'existence de se débarrasser de la vie intérieure. Dans *Situations 1* il écrit ainsi : « La conscience n'a pas de dedans, être c'est éclater vers… Tout est dehors, tout jusqu'à nous-même : dehors dans le monde parmi les autres. Ce n'est pas dans je ne sais quelle retraite que nous nous découvrirons : c'est sur la route, dans la ville, au milieu de la foule, chose parmi les choses, homme parmi les hommes »[56]. Sartre s'engage donc dans une philosophie de l'action tout entière suspendue à une volonté de nier la fermeture sur soi, la limite du Moi, le fameux huis clos de la conscience spatialisée et spatialisante, optant pour la valorisation d'un espace objectif à l'intérieur duquel la conscience sur-

[56] Sartre, J.-P., *Situations I*, Paris, Gallimard, 1993.

git comme liberté. Autrement dit, sous couvert d'un antisubjectivisme Sartre réintroduit une sorte de spiritualisme vide puisque la conscience n'est plus d'abord incorporée dans les limites déterminées de notre être. Sa philosophie de la liberté le conduit donc à mettre entre parenthèses la condition organo-psychique, l'individuation resserrée autour d'une conscience intime. Au contraire la liberté exige la sortie de soi, l'oubli de ses limites, la négation quasi gnostique de son corps déterminé pour quêter dans le dehors de nouvelles identités[57].

Par ce renversement métaphysique, Sartre rejoint d'ailleurs les prémisses d'une pensée antioccidentale, qui se caractérise précisément par la négation ou du moins la dévaluation de l'individuation. Le développement dans les années 1960 d'une contre-culture fortement marquée par le taoïsme, par exemple, a en effet accrédité, validé, la quête d'un Moi ouvert, qui se diffracte dans l'infinité cosmique. Ces sagesses néo-orientales ont ainsi revendiqué une révolution du corps-sujet dont la peau ne constituerait plus qu'un découpage artificiel. Il s'agit dès lors de dénoncer, de démystifier une pensée de la peau individualisante qui nous rendrait étranger au monde, au Tout des choses. Ainsi Allan Watts soutient qu'il faut chercher à quitter l'île du Moi, à abolir l'atome du Je et commencer à activer en nous une conscience du Tout dans lequel nous sommes englobés. Car nous ne sommes pas devant le monde par notre corps, mais dedans. Le corps n'est donc pas un objet qui m'appartient mais il est dans le monde comme une partie dans un contenant. Il n'y aurait donc aucune raison de maintenir une discontinuité entre le Moi et le non-moi. Nous sommes en fait non coupés du monde mais en symbiose avec lui. L'individu est « un point focal particulier où l'univers tout entier s'exprime… chaque individu est une manifestation unique du Tout[58] ». Je ne suis donc plus un corps dans le monde mais le « monde est mon corps ». Je suis coextensif à la vie universelle.

Ainsi se met en place, sous couvert de rupture philosophico-culturelle, une véritable psychothérapie sauvage censée débarrasser le Moi de ses entraves, de ses limites, pour qu'il se mette à éprouver une sympathie généralisée, une sorte de

57 Voir Sartre, J.-P., *L'Être et le néant*, Paris, Gallimard, « TEL », 1976.
58 Watts, A., *Le livre de la sagesse*, Paris, Denoël-Gonthier, 1966, p. 58.

conscience-monde. Ce type de sensibilité désindividualisante n'est sûrement pas étranger à certaines spéculations de l'écologie profonde post-moderne, qui tente de sacraliser l'unité vivante du monde par une sorte de dénonciation de la psychologie frileuse du moi incorporé. Dans tous ces mouvements, on trouve donc une forme de pensée non-européenne qui ramène le cosmos à un phénomène psychique consubstantiel à l'esprit individuel, très ancien modèle monistique des sociétés traditionnelles. La peau est ainsi moins la frontière du Moi qu'un langage du monde. Car il existe bien des constructions alternatives de la personnalité dans des sociétés traditionnelles, qui dotent le corps de toutes autres valeurs. Ainsi M. Leenhardt a bien montré combien chez les Mélanésiens, au début de leur acculturation chrétienne, le corps apparaissait bien plus comme le miroir du monde que comme l'enveloppe enfermant une subjectivité fermée sur elle-même[59]. Par le corps le « je » est ouvert aux influences cosmiques, il capte, intériorise le dehors. L'incorporation-finitude est remplacée par une incarnation-ouverture. Le corps n'est pas d'abord un support du Même mais un attracteur de l'altérité, il entre ainsi dans le cycle des métamorphoses de la nature et du monde. Loin d'être une substance fermée il est un espace vide qui peut être rempli par l'ensemble des relations qu'il contracte avec les objets et les personnes. Le corps ne vit que par participation à d'autres corps, réels ou imaginaires, comme le vérifie son rôle dans le culte des Ancêtres où mon corps peut devenir support d'une possession par des êtres invisibles.

Ainsi la dissolution extrême de la peau conduit à bouleverser le socle anthropologique sur lequel est édifié notre mode de construction de la personne. Que ce soit au nom de la liberté ou inversement du destin, on peut vouloir invalider le vécu de l'intériorité et exposer le corps à l'extériorité qui seule est à même de le remplir, de lui donner sens. S'il existe sans aucun doute une cohérence dans une telle recomposition de l'ordre de la subjectivité, il n'est cependant pas certain qu'elle puisse être viable dans un milieu culturel qui ne lui est pas conforme. On peut donc se demander si un grand nombre d'expériences de drogues, d'ivresses et d'extases, stimulées par le désir d'un grand voyage au delà de notre corps, ne conduisent pas de nos jours à des impasses délétères

59 Leenhardt, M., *Do Kamo*, Paris, Gallimard, 2e éd. 1947.

pour des êtres qui ne trouvent pas dans leur environnement les rites et mythes adéquats pour prendre en charge ces états-limites.

– À l'opposé, la radicalisation des vécus schizomorphes, qui assimilent la peau à une trouée incontrôlée, qui la perçoivent comme un espace de violation de l'identité, conduit à une désagrégation de la frontière du Moi aux relents nettement pathologiques. Le sujet a dès lors le sentiment que la frontière est transgressée, que le corps n'est plus à lui, que la peau est déjà une partie extérieure, autre, altérée, aliénée du Moi. Ainsi peut-il difficilement éviter une sorte de régression autistique de la personnalité. Dans le cas extrême des hallucinations on peut constater un détournement de la perception normale du corps. Elle se présente alors comme une perversion de la spatialité qui prive le Moi de toute assise et de tout site d'identification. Comme l'a déjà analysé M. Merleau-Ponty : « Ce qui garantit l'homme sain contre le délire ou l'hallucination, ce n'est pas sa critique, c'est la structure de son corps. Ce qui fait l'hallucination comme mythe c'est le rétrécissement de l'espace vécu »[60]. Cette thèse se trouve bien vérifiée dans l'expérience de la dépersonnalisation liée aux troubles du schéma corporel. Est alors mise en cause la capacité du sujet à percevoir le corps comme constitutif du Moi. Le corps est alors projeté dans l'espace des objets du monde. Le psychiatre H. Ey, en s'appuyant sur Henri Michaux, a décrit ces phénomènes dans lesquels « le corps "se dessèche" "se vide", se "lignifie" ou "devient au contraire évanescent, désincarné et merveilleusement léger"[61]. Le bras se continue avec les jambes, l'intérieur du corps s'extravase ou bien ses images se répercutent à l'infini dans un monde de miroirs ; ses figures anatomiques, ses supports érotiques, ses parties honteuses ou ses points névralgiques s'intervertissent ou se combinent, la pensée solidifiée se casse comme du verre »[62]. Il se produit alors une perte de la spatialité du moi synthétique, le corps est objectivé, la scission traverse le sujet et le corps lui-même. L'espace biologique, base de la conscience incorporée, est donc rejeté et avec son effondrement se produit la désintégration du Moi. On atteint ainsi une pathétique aliénation du sujet privé de son corps.

60 Merleau-Ponty, M., *Phénoménologie de la perception*, Paris, Gallimard, p. 385.
61 Ey, H., *La conscience*, Paris, PUF, 1963, p. 95-96.
62 *Op. cit.*, p. 97.

Ainsi la plasticité de la frontière de la peau est exposée à des dérives inverses troublantes, impressionnantes, où le sujet peut vivre des expériences extrêmes. Nul doute qu'elles ne soient au premier abord riches en promesses, chargées d'intensité. L'extase mystique frôle alors la folie et selon le mot célèbre de Rimbaud « je est un autre ». Il reste que l'on revient généralement mal de ces déplacements de la peau. Signe que la peau joue bien une fonction aussi de régulation de la vie psychique. Si elle doit sa richesse à sa plasticité qui nous permet d'exprimer les variations de notre tonalité existentielle, elle n'est pas indemne de promesses frauduleuses voire morbides. Certes la dilatation est sans doute moins pathogène que le rétrécissement, la division du moi plus délétère que la projection mégalomane. Il reste que la peau comme interface nous invite à un jeu délicat où il convient de conserver un équilibre entre les opposés, entre le dedans et le dehors, dont nous avons besoin simultanément pour marcher droit sur nos deux jambes.

CHAPITRE 9

Approches éthiques du handicap

Le handicap physique et psychique résulte d'un accident génétique, d'un accident de la naissance ou d'un accident traumatique de la vie. Il rend le corps diminué, affaibli, tronqué, et entre par là dans le champ de la médecine, même si elle révèle souvent ses limites thérapeutiques et réparatrices. Comment la médecine peut-elle dès lors compléter son action par une psychologie, une éthique, un droit qui permettent de restaurer le mieux possible un être dans son identité et sa liberté bafouées ? Le handicap illustre combien la médecine ne peut seule prendre en charge des corps et psychismes blessés et doit être complétée par un ensemble de ressources sociales qui seules peuvent remédier partiellement à la situation de dépendance et d'hétéronomie. On cherche à examiner comment nos sociétés tentent de participer au soin des handicapés au-delà de la médicalisation stricte, tout en poursuivant les mêmes fins par d'autres moyens.

Beaucoup de questions éthiques se trouvent, de nos jours, confrontées à un paradoxe propre aux obligations à l'égard des différences et inégalités individuelles, qu'elles soient organiques ou comportementales. D'un côté, la référence aux « droits de l'homme » contraint à invalider les différences, à ne pas en faire le substrat de droits particuliers, en moins ou en plus ; le bien et le juste sont mesurés à l'aune seulement de l'universel, de ce qui est commun à tous les membres du genre humain. D'un autre côté, cependant, nos sociétés sont sensibles, en même temps, à l'innovation permise par un autre référentiel, le « droit à la différence », qui conduit à reconnaître, à l'échelle des individus comme des peuples, des droits spécifiques en fonction de particularités variables. Mais de ce paradoxe résultent des difficultés et des dérives redoutables. Autant les « droits de l'homme » risquent d'être porteurs d'une uniformisation abstraite, aveugle aux variations, autant le « droit à la différence » risque d'accentuer une pluralité de modes de réalisation de l'humain, de créer un archipel de singularités, à la limite incompatibles.

Dans quelle mesure nos actions, réactions et obligations à l'égard des personnes déficientes (infirmité congénitale ou accidentelle, handicap sensoriel ou moteur, folie, etc.) rencontrent-elles ces deux systèmes éthiques ? Et peut-on résoudre les cas de conscience posés par ces situations en recourant seulement à ces termes ? Une dimension esthétique ne viendrait-elle pas sous-tendre la formation d'une réponse selon une troisième voie ? Et l'éthique du handicap ne permettrait-elle pas de reposer à nouveaux frais la question du respect des différences ?

1- En Occident, nos sociétés démocratiques, libérales et largement imprégnées de sentiments humanitaires, ont, en un sens, mis en œuvre avant tout des politiques de protection juridique et d'obligations réglementaires pour mettre fin aux discriminations négatives dont sont victimes ceux qui s'écartent, tant physiquement que psychiquement, des normes dominantes de la société. Si l'évolution juridique de la psychiatrie a surtout entraîné, ces dernières décennies, une humanisation des traitements et une protection des patients contre les abus, l'évolution juridique face aux handicapés, physiques et comportementaux, a surtout permis de les faire bénéficier d'une égalité de droits avec les individus dénués de déficiences.

Mais ces orientations politiques semblent pourtant osciller, à travers leur arsenal légal, entre un recours à l'universel (ne pas faire de différence, ne pas faire du handicap un fondement à un traitement discriminant) et un recours à une justice compensatoire, à une discrimination dite « positive », le déficit permettant d'avoir accès à des priorités, des prérogatives, inaccessibles aux autres.

Le « droit à la différence » se rapproche ainsi des régimes dérogatoires aux règles communes, propres aux statuts d'exception ou d'urgence. Ces deux logiques publiques normatives peuvent, sans doute, coexister sans contradiction avouée, du fait d'une certaine orientation éthique de nos sociétés, souvent peu confrontée à ses fondements logiques et philosophiques. La sensibilité morale contemporaine est, en effet, marquée par la reconnaissance des promesses d'humanité inhérentes à tout visage de l'autre homme, quelles que soient ses singularités, parce que le regard éthique consisterait précisément à voir dans l'Autre particulier la trace de l'universel. E. Levinas a particulièrement fait de cette reconnaissance un événement fondateur de la conscience morale, indépendamment de tout savoir ou de toute intimation préalable d'une Loi[63]. Cette lecture de l'éthique, qui privilégie la relation à l'Autre à la relation à soi, comme source des interdits et obligations, a en profondeur permis de généraliser une éthique raisonnée, faite d'obligations universelles, transcendant toutes formes d'aversion ou de mépris et, à l'inverse, d'empathie ou de compassion.

2- Mais cette éthique de l'abolition des traitements discriminants reste doublement fragilisée :

– d'une part, parce qu'elle hésite entre traiter les hommes également ou différemment : d'un côté on invite à faire « comme si » l'autre était comme les autres, sans différence, et d'un autre côté, on finit par faire de la différence la raison majeure d'un traitement compensatoire, qui permet, en fin de compte, de faire bénéficier d'un avantage supplémentaire, auquel chacun ne pourrait pas prétendre spontanément. Bref, la politique et l'éthique face aux handicapés restent confrontées à une disjonction de principes, généralement dissimulée. Il est vrai que la ligne de partage est en général mince : imposer, par exemple, des aménagements dans l'espace urbain ou l'habitat pour déficients moteurs est rétablir une pleine accessibilité des espaces, mettre à égalité tous les usagers, mais c'est aussi poser des priorités, assurer des bonifications, imposer des surcoûts qui peuvent diminuer d'autant les investissements et avantages éventuels pour la majorité des usagers. Cet exemple, à valeur économique, et souvent controversé, permet

63 Lévinas, E., *Éthique et infini*, Paris, Fayard, 1982.

cependant de souligner la difficulté à dégager la cohérence des principes directeurs des politiques justes ;

- d'autre part, ces obligations juridico-éthiques, qui abolissent en leurs principes, les comportements d'exclusion ou de discrimination, n'en suppriment pas pour autant les vécus stigmatisants. Imposer une même orthonomie et orthopraxie à tous se heurte souvent encore au piège ultime du regard. Si l'on peut normaliser et contrôler un traitement des représentations langagières, qui invalide la puissance stigmatisante d'une différence, il est plus difficile d'échapper à la signifiance objectivante des relations interpersonnelles concrètes et des regards. On ne devrait pas sous-estimer, en ce sens, la « double contrainte » inhérente à la rencontre entre personnes différentes. Ainsi, ne pas regarder un handicapé, pour ne pas le distinguer, c'est risquer d'enclencher une relation asymétrique, désobligeante, condescendante. Mais inversement, chercher du regard à annuler la différence, c'est risquer une relation de compassion qui reste signe de la conscience des écarts. Bref, avec ou sans regard, la relation intersubjective entre un individu normal et un individu marqué par un handicap, ouvre la porte à une surenchère de mésinterprétations et de blessures secrètes qu'aucune loi ne pourra effacer ou juguler. En ce sens, on peut craindre que la phénoménologie sartrienne des regards ne se vérifie dans ce type de situation[64]. Car pour J.P. Sartre, il y a dans tout regard une visée d'objectivation, qui culmine en haine qui, à son tour, va se renverser en haine inverse, inaugurant un cercle dialectique sans fin. Il est donc difficile d'échapper à une des sources les plus difficilement maîtrisables des relations interpersonnelles : voir et être vu nous exposent à des distanciations, des réifications, qui touchent le rapport immédiat des consciences et qui échappent à la sphère de la représentation et de la rationalisation. Donnée anthropologique, qui ne légitime évidemment aucune discrimination vécue comme fatalité, mais qui met en lumière un obstacle psychologique rebelle, trop souvent sous-estimé et qui rend manifestes les limites d'une action purement rationnelle sur les droits et devoirs.

[64] Sartre, J.-P., *L'être et le néant, op. cit.*

3- Comment penser, dès lors, une véritable alternative qui permette de contourner les limites d'une justice égalitaire dans la formulation des normes publiques ? Ne pourrait-on pas s'inspirer, heureusement, d'une situation culturelle analogue, expérimentée de manière plus pathétique, à propos de la mort ? On sait combien l'être mort, le cadavre, incarne une forme d'altérité angoissante, voire repoussante, qui pousse au paroxysme la contradiction entre les réflexes, les inclinations spontanées et les obligations. On constate, de nos jours, dans nos sociétés, combien l'humanisation de la mort passe, avant tout, par une banalisation, une dédramatisation de son événement (mort hospitalière, hygiénique, aseptisée, sans bouleversements majeurs de la vie) plus que par une reconnaissance délibérée de son étrangeté constitutive d'humanité. C'est pourquoi, on cherche surtout à se protéger contre la souffrance, à euphémiser l'altération, la perte, l'aliénation même de la mort, sur fond d'une tendance de nos sociétés à aider les vivants plus qu'à prendre soin des morts. Or ne conviendrait-il pas, au contraire, que nos sociétés apprennent à nouveau à se confronter au mort, à accepter l'extrême différence qu'est la perte de vie, en recourant à une ritualisation publique, qui fut d'ailleurs la réponse traditionnelle de toute l'humanité qui nous a précédé[65] ? Dans ce cas, en faisant à nouveau place à la mort dans l'espace de survivants, en domestiquant son étrangeté, en la faisant servir à un vrai deuil et à une renaissance des survivants, on se confronterait peut-être véritablement au « tout autre », en lui redonnant un sens, malgré la différence morbide qu'elle introduit.

Ne faudrait-il pas opérer la même révolution axiologique et symbolique pour les vivants, en faisant de la différence du handicap, moins un non-événement, qui doit être banalisé par l'égalité des droits, qu'un mode de vie qu'il faut aborder comme une altérité réelle objective, mais qui peut et doit enrichir le monde des gens indifférenciés ? En ce sens, le handicap ne serait pas seulement une source de sollicitude, de respect formel, favorisant son effacement ou son insertion-adaptation par des compensations, mais pourrait participer, par sa différence, à la constitution d'une socialité plurielle et non plus magiquement uniforme.

[65] Voir Debout, M. et Cettour, D., *Science et mythologie du mort*, Paris, Vuibert, 2005.

4- Dans ce contexte, on prêtera particulièrement attention aux nouveaux efforts faits, de nos jours, pour conférer aux handicapés une présence et une créativité esthétiques dans la société, qui auraient le mérite d'enrichir les obligations éthiques d'une « aura » esthétique. L'art contemporain constitue, en effet, une sphère privilégiée pour rendre sensibles d'autres constructions du monde, d'autres atlas sensoriels, en nous rendant attentifs au caractère conventionnel de l'orthonomie et de l'orthopraxie de notre monde quotidien. En ce sens, l'expression artistique des handicapés se conjugue aisément avec l'intentionnalité artistique en général, puisque les deux conduisent à promouvoir des mondes différents du conventionnel, du convenu, du majoritairement accepté. D'ailleurs, dans l'art moderne, bien des expressions artistiques renommées sont en fait animées et dynamisées, souvent de manière masquée ou ignorée, par un handicap. Combien d'artistes doivent la force de leur œuvre à une anomalie ou à un déficit, sensoriel ou moteur, à une perturbation, congénitale ou accidentelle, de leur corps ? Ne pourrait-on donc pas conférer aux handicaps une potentialité créatrice, dont le résultat enrichirait la palette des œuvres, au lieu de les laisser associés seulement à une souffrance et à une infériorité ? Ceux qui auraient ainsi, en apparence, un moindre accès au monde par leurs limitations psychosomatiques pourraient, au contraire, passer pour avoir un autre rapport au réel, voire un meilleur rapport au monde, dont la singularité pluralise à chaque fois les promesses d'humanité.

Cette connaturalité entre art, folie et handicap a traversé une grande part de l'art du XXe siècle. L'art brut, par exemple, permet de reconnaître souvent dans la folie une source de création d'œuvres qui renouvellent notre vision du monde. Plus récemment, le *body art* dénature les corps normaux par des scarifications, tatouages, greffes et autres déformations, comme pour surcharger le corps de signes qui en élargiraient la signification et la perception. Ne serait-ce pas la preuve que les artistes explorent en quelque sorte à rebours le monde des écarts, qui, loin d'être des monstruosités inhumaines, deviendraient des occasions de célébration d'une surhumanité, d'une humanité surdéterminée ? Ces tentatives retrouvent ainsi d'anciennes ritualisations symboliques des cultures traditionnelles qui ont su conférer à des anomalies physiques une valeur symbolique. On sait combien jumeaux et nains, loin d'être mis au ban de la société, ont été dotés, dès l'Antiquité, de valeurs sacrées, certes ambivalentes, négatives et positives (tabou et sacré), mais qui leur conféraient, par là même, un statut d'exception, à l'opposé de toute banalisation ou indifférence.

Il n'est donc pas étonnant de voir se multiplier, de nos jours, des projets de développement artistique provenant de milieux de handicapés. Chercher non seulement à garantir une égalité des handicapés, mais à manifester la différence créatrice du handicap, devient ainsi une voie audacieuse, mais hautement signifiante, de nouvelles éthiques esthétiques. De nombreuses associations, comme la ligue Braille pour les aveugles, aident à comprendre la richesse intrinsèque des mondes différents, quand elles n'encouragent pas des pratiques artistiques[66]. Nombreux sont, de nos jours les sculpteurs aveugles, les danseurs handicapés qui permettent de transformer le moins en plus, la déficience en puissance, tout en objectivant des œuvres hautement personnifiées, révélatrices d'autres possibles de l'humain[67].

Ainsi, en rapprochant le handicap de l'art (comme par ailleurs du sport), nos contemporains prennent acte, indirectement, de l'insuffisance des seules solutions médicales et éthico-juridiques, toujours suspectes d'installer une bonne conscience à bon compte, et de ne pas modifier suffisamment l'approche vécue et symbolique. En développant la créativité des handicapés, on peut dépasser le dilemme faussement libérateur, qui situe l'« autre » entre un universel annihilant la différence, et un particularisme qui l'exalte. L'art permet, au contraire, de dégager les potentialités de la singularité de chaque personne, au milieu d'une pluralité factuelle, pleinement assumée. Cette consécration d'une unicité plurielle représente, peut-être, une des voies axiologiques et métaphysiques porteuses de la résolution de bien des contradictions de l'éthique de notre temps.

66 Voir la revue *Voir* de la ligue Braille (Bruxelles).

67 On renverra aux démarches du Comité national « Culture et handicap » qui promeut certes l'accessibilité de la culture (musée, etc.) aux handicapés, mais aussi une participation des handicapés à la création. Voir l'ouvrage de Charles Gardou *et alii*, *Handicap, une encyclopédie des savoirs*, Toulouse, Eres, 2014.

PARTIE IV

Une approche humaniste du soin

La thérapie, malgré les programmes du scientisme, du progressisme et de l'optimisme des biotechnologies, dévoile que le soin est bien plus qu'un traitement, plus qu'appliquer un remède, voire guérir. La maladie vue à travers la clinique et le soin échappe en grande partie à la logique seule du remède. Il importe non seulement de prendre en compte la réactivité du corps propre, ses facteurs autopoïétiques, qui passent par la résilience, mais aussi par un accompagnement du mal plus qu'une lutte contre la maladie, mais aussi par les multiples composantes du dialogue entre soignants et patients, qui oscillent entre plusieurs paradigmes qui disposent chacun de ressources propres, et enfin résultent d'une bienveillance, d'une sollicitude qui font de toute thérapie un prendre soin d'un autre humain sous toutes ses dimensions.

CHAPITRE 10

Combattre la maladie ou aider à la résilience de la vie ?

L'épreuve de la maladie est assurément un événement majeur de la faiblesse, qui brise notre vie quotidienne, notre tonus vital pour vivre, notre confiance en nous-même, notre représentation de l'avenir. Elle constitue un véritable cataclysme psychologique, qui déstabilise le sujet, détruit ses projets et attentes, détruit même sa réactivité, sa capacité d'agir et de vivre, son potentiel de forces pour persévérer dans l'existence. La thérapie engagée produit généralement une première conversion, une auto-spection de soi pour surveiller l'évolution, les améliorations et souvent une redynamisation et une resocialisation, garantes d'une bonification, bien que le processus soit souvent tempéré par les délais, les attentes, les rechutes ou les mauvais indicateurs voire les pronostics pessimistes. Le milieu médical est censé, par son intervention médicamenteuse et thérapeutique mais aussi par sa pédagogie, son attention, son accompagnement, renforcer l'ensemble du processus de remédiation. Remédier à une maladie, c'est assurer une médiation externe pour restaurer une vie normale du corps ou du psychisme, dont les objectifs sont de soulager, d'améliorer, de restaurer, au mieux de guérir.

Pourtant personne n'est plus efficace et précieux que le sujet lui-même pour affronter l'événement de la maladie, le processus thérapeutique, quelle que soit l'issue. La médecine consiste à déléguer à autrui un soin, mais encore faut-il en même temps prendre soin de soi. Il y a une relation à soi qui doit au moins être parallèle et contemporaine à la relation à autrui – médecins, personnels soignants –, si nous ne voulons prendre le risque de nous décharger de nous-même, de devenir un pur objet entre les mains qui soignent. Comment rester un « sujet » malade, comment se vivre comme « être malade », tout en étant traité comme malade, être traité dans sa maladie ? C'est une dimension cachée, secrète de la vie d'un être malade, qui n'a pas été prise en compte pendant longtemps par l'institution médicale, exposant le malade à accepter sa faiblesse, pour la mettre aux mains de celui qui veut la faire évoluer et disparaître. Mais cette faiblesse, ne contient-elle pas une force propre sans laquelle le processus clinique ne serait qu'une pure technique impersonnelle ?

Quelles sont les expériences du Soi, devenu vulnérable, fragile, quelles sont les possibilités offertes au soi, quelles sont même les obligations envers soi, qui gagnent à être identifiées, valorisées, mobilisées pendant un processus pathologique et une période thérapeutique ? Il y va de notre bien-être mais aussi d'une condition bénéfique pour assurer l'efficacité thérapeutique, et même d'une éthique de soi, si l'on veut rester digne dans la faiblesse et la déréliction. Quelles sont les dimensions phénoménologiques, psychodynamiques et éthiques, quelles sont les catégories, conceptions, pensées qui permettent de mettre au grand jour le vécu personnel de la maladie et du soin, en ayant le souci de réunir le maximum de conditions favorables au processus ?[68].

1 | Avoir conscience de l'être malade

La découverte de la maladie suite à une douleur, à un dysfonctionnement, voire à une information révélatrice, correspond en fait à une révolution psychologique, phénoménologique. Alors que nous croyons spontanément que nous « avons » un corps, nous découvrons brutalement que nous « sommes » ce corps. Pour la pensée ordinaire nous possédons un corps, plus moins doté de qualités et défauts, c'est-à-dire nous le possédons comme un bien, auquel nous prêtons plus ou moins d'attention. Très proche de nous, plus que les objets extérieurs, nous le traitons comme

68 Voir Pierron, J.-P., *Vulnérabilité, Pour une philosophie du soin*, Paris, PUF, 2010.

un moyen, un instrument, pour vivre, et attendons de lui docilité, soumission, qu'il soit à notre service. Il est un ensemble de membres, d'organes à notre disposition pour réaliser nos intentions, nos visées, pour vivre.

La maladie peut, dans un premier temps, se vivre comme une atteinte à un bien corporel, ou éventuellement mental si le cerveau est traité comme un organe. En tant que « bien » nous visons à sa bonne conservation, à sa bonne disposition. Faire appel à la médecine signifie dès lors faire le constat d'une impuissance, d'un échec, et chercher à réparer un outil, un instrument, en fait une machine complexe, maîtrisée par l'anatomo-physiologie. Nous sommes dans une recherche de moyens en vue d'une fin, d'une réparation d'un objet pour redonner au sujet la plénitude de sa puissance. Très vite, en fait, cette relation phénoménologique prend une autre dimension par les effets directs de la maladie, fatigue, douleur. Par les effets indirects sur sa représentation qui nous attriste, nous angoisse, nous découvrons que le corps n'est pas un organe dont nous sommes propriétaires, mais qu'il est l'incarnation de nous-mêmes, cette chair sans laquelle nous ne serions pas conscience, ni esprit. Nous devenons ce corps, nous sommes ce corps. Son atteinte n'est plus externe, mais interne, n'est plus objective mais aussi subjective[69].

Mais paradoxalement, ce corps « proche » en tant qu'objet, surtout lorsqu'il va bien, est silencieux (la santé a souvent été définie comme silence des organes), devient en fait une part obscure, opaque de nous même. La maladie nous révèle que nous sommes un être à qui est masqué une partie de lui-même, que le corps, le plus proche dans un premier temps, devient lointain, distant, hostile. Nous portons en nous un autre nous-même qui défait l'unité simple de notre Moi et nous révèle que notre *ego* insouciant est installé sur un socle meuble, fragile, comme ces maisons bâties sur des terrains instables et friables. La maladie est donc un événement majeur à l'occasion duquel la proximité extrême, source de notre autonomie et de notre assurance au quotidien, devient distance, altérité, abîme obscur et dangereux[70]. Non seulement nous n'avons plus à notre disposition ce corps instrument de vie,

69 Sur cette approche voir Canguilhem, G., *Le normal et le pathologique*, *op. cit.*
70 Voir Couloubaritisis, L., *La proximité et la question de la souffrance humaine*, Bruxelles, Ousia, 2005.

mais nous sommes un être coupé, clivé, menacé par lui-même de l'intérieur, nous avons un ennemi en nous alors que jusqu'à présent notre confiance en nous faisait de notre corps un ami fidèle et docile.

2 | Se familiariser avec l'étranger

Être malade c'est donc non seulement être diminué, amoindri dans ses performances vitales, réduit en quelque sorte à disposer d'un corps amputé qui limite notre mode de vie (comme on agit mal avec une machine qui se dérègle), mais c'est découvrir que nous sommes étrangers à nous-mêmes, que notre identité n'est plus la même. Pour prendre une métaphore, ce n'est plus seulement le véhicule qui est atteint mais le conducteur lui-même ! Comment vivre alors avec l'étrangeté en soi ? La médecine, regard du dehors, savant et objectif, vise avant tout à rassurer, en identifiant l'étranger, en nommant la pathologie et en la combattant pour reconstituer la force du sujet et restaurer le corps objet. Mais comment vivre en nous même et par nous-même cette conscience de l'altération, de l'aliénation de soi ? Comme pour toute manifestation de l'étranger (en allemand *ausserlich, unheimlich*), qui est vite revêtu de qualificatifs fantastiques (issus de l'imagination), il s'agit d'abord de réduire la peur. Les plus anciens philosophes avaient déjà dénoncé parmi les passions de l'homme, les ravages de la peur devenant vite angoisse, qui nous fait imaginer l'inconnu sous les aspects les plus adverses et inquiétants, surtout quand la peur de la maladie, désignée, se transforme en angoisse devant rien, en fait devant la mort, inconnue et sans visage lorsqu'il s'agit de soi, qui est pourtant notre révélateur fondamental de la conscience humaine, mais que nous refoulons la plupart du temps[71]. La peur et l'angoisse se nourrissent donc de toutes sortes de fantasmes qui créent une fragilisation du sujet, désemparé, brisé, réduit à la catatonie, l'impuissance, l'inaction, la dépression. Or la maladie devrait devenir l'occasion pour tout homme non de vaincre ses peurs, comme les enfants, mais de les débarrasser de leur fantasmagorie par un travail de changement de représenta-

71 Sur cette angoisse de la mort, voir Heidegger, M., *Être et temps*, Paris, Gallimard, 1986.

tions. Car, comme le soutenaient déjà les philosophes stoïciens, s'il convient de distinguer ce qui dépend de nous et ce qui ne dépend pas de nous, les peurs dépendent de nous, ce qui provoque la peur ne dépendant pas de nous.

Dans un second temps, on peut se familiariser avec l'inconnu sans visage puis avec visage après l'établissement d'un diagnostic. Il s'agit alors de « vivre avec » la maladie, c'est-à-dire en fait subjectivement avec quelqu'un, un autre que nous, qui est aussi nous-mêmes, un double qui nous empêche d'être nous même, libre, insouciant. C'est un lent processus pour apprivoiser, domestiquer cette menace, comme on peut vivre en ayant des menaces et des risques au-dessus de soi, près de soi, en soi. Les anciens sages incitaient déjà à se forger toujours l'image de la mort, à vivre avec la conscience de la mort possible. Ce vécu n'est finalement rien d'autre que celui assumé par des populations innombrables qui en des terres dangereuses vivent avec la menace d'un tremblement de terre, d'un cyclone. Le risque est dans la nature d'abord, mais on peut l'élargir à tous les risques de la culture, par exemple ceux qui vivent avec le risque d'être pris en otage par la violence (guerre civile, insécurité urbaine). Être malade c'est aussi une manière de rencontrer, dans la vie banale, cette irruption de menaces de la nature ou de la culture, c'est apprendre donc à cohabiter, à coexister avec l'insécurité, l'incertitude. Nous sommes de nos jours peu préparés à cela, dans une société et un environnement hyper-protégés. Mais ce n'est qu'une situation récente, exceptionnelle, puisque nos ancêtres - et d'autres sociétés à ce jour - vivaient avec un grand nombre de menaces (famines, épidémies). Nous avons seulement baissé notre seuil de tolérance et sommes plus démunis aujourd'hui devant le risque, et le premier celui de la maladie.

3 | Les métamorphoses de la fragilité

Mais en fin de compte, être malade, c'est surtout appendre à vivre sous la menace d'une étrangeté en nous qui nous divise, prendre acte de notre fragilité, de notre vulnérabilité. Et apprendre donc à exister « autrement ». Certes la maladie nous expose à une régression, à la diminution de nos forces, en nous condamnant à une vie affaiblie, réduite. On peut certes se rebeller contre cette impuissance, contre cette diminution de vitesse de l'existence, contre ce ralentissement de la vie et se laisse gagner par le ressentiment contre cette perte de puissance et d'autonomie. Mais on peut aussi chercher à découvrir une nouvelle modalité de l'être soi-même, de découvrir un nouvel habitat, comme si l'on devait loger à présent dans un espace réduit après avoir vécu longtemps dans un grand appartement. Être malade c'est sans doute changer de temporalité, en modifiant, différant, annulant, des actions, des projets, mais surtout changer d'espace, au moins mental, comme s'il fallait partager désormais avec quelqu'un d'autre un espace confortable qui nous en a chassé. Mais le changement de lieu peut nous permettre de vivre, de vivre autrement. Il y a même une intimité du microcosme, à l'égal de cet espace réduit que nous offre l'hôpital, qui en est l'image extérieure. Si être malade c'est souvent vivre seulement dans une chambre, cela signifie aussi qu'on peut et qu'on gagne parfois à se loger soi-même, psychologiquement, dans une chambre de vie psychique. Nul doute que la nostalgie du grand espace nous taraude mais on peut aussi réinvestir, re-habiter cet espace à nous. La maladie est une occasion pour nous déterritorialiser, et nous reterritorialiser, pour vivre autrement le monde. On peut l'appréhender comme une cellule de réclusion ou de relégation et souffrir du manque de liberté, mais on peut aussi – tel le moine ? –, y concentrer l'essentiel, se concentrer sur l'essentiel, apprendre les vraies joies et plaisirs, une fois éliminés le luxe et l'inutile de la vie. Il s'agit de nos représentations mais aussi de nos manières d'agir et de vivre qui parfois trouvent une nouvelle vérité en se trouvant menacées. Il ne s'agit pas de légitimer, de justifier l'expérience de la pathologie, de lui trouver une justification par la mortification (argument tenu souvent pour abusif des religions), comme si être malade était une peine, un châtiment bénéfique, ou au moins une épreuve expiatoire ou initiatique qu'il nous faudrait traverser pour accéder à une vérité de nous même, encore qu'après coup ce ne soit pas toujours dénué de sens. Mais on peut au moins se dire qu'on peut vivre malade, comme on vit en partageant notre espace, en vivant avec cet autre qui nous dérange, nous menace même parfois, mais avec lequel on peut composer en inventant un art de vivre dans la fragilité. Être malade n'est pas forcément être rejeté, exclu, privé de tout, ni de soi, mais c'est pour le moins limiter les possibles, revenir à soi, se concentrer sur soi, être davantage proche de soi au moment où l'on se sent loin de soi, envahi par un étranger. On n'est pas loin alors d'une sorte de diplomatie subtile qui oblige à négocier de soi à soi, les règles d'un partage, les codes d'une cohabitation nouvelle, qui ne nous désintègrent, ne nous détruisent que si nous ne trouvions plus de place du tout. Il faut donc se faire une place non seulement parmi les autres, mais en soi, et peut-être devenir « locataire » d'un être fragile, aminci, modeste.

4 | Grâce et résilience

Mais la fragilité assumée, dédramatisée ne conduit-elle, pas inévitablement à l'impuissance et à la détresse ? Peut-on vivre fragile et en repli de la vie, en retrait des autres ? La fragilité du malade tant physique que psychique est certes exposée à connaître la brisure ; tel est le sort du verre fragile, qui peut se briser plus facilement que le verre solide, voire incassable. Pourtant on peut s'adapter à la fragilité, comme on peut faire attention – plus encore – aux objets fragiles. La fragilité oblige d'abord à bien connaître ce qui rend fragile, le cristal doit être traité autrement que le plexiglas ! Se reconnaître fragile est aussi une occasion pour mieux se connaître dans sa vulnérabilité masquée par la vie ordinaire, c'est apprendre à prendre soin de soi. La maladie est une épreuve de la connaissance de soi qui ne peut se ramener au fantasme d'un surhomme invincible. Mais c'est aussi une occasion pour se traiter autrement. De même qu'on considère autrement, avec précaution, des objets fragiles, de même on doit apprendre à se traiter en être fragile, ce qui ne veut pas dire qu'on est condamné à casser l'objet c'est-à-dire en l'occurrence, nous-mêmes. Se traiter avec précaution c'est découvrir la valeur, la grâce, la subtilité de ce qui est fragile.

Loin de condamner à l'inhibition, à la sidération, à la catatonie, la maladie, donne la possibilité de se comporter autrement envers soi, de se porter autrement. L'idéal est de se porter bien, mais on peut aussi se porter mal, ce qui ne veut pas dire ne pas se supporter. On peut être un fardeau pour soi, mais on peut aussi sentir, vivre une lourdeur, une douleur même, dont le poids nous apprend l'attirance, la direction et la valeur de la légèreté. Alors que nous sommes dans la vie sans problème, généralement insouciant de nous-même, donc ignorant, nous accédons dans la maladie à une expérience de soi, une expérience directe du déplaisir et donc du plaisir. Vivre c'est la plupart du temps, ressentir des affections d'origine externe, des passions qui viennent des autres et du monde. La souffrance pathologique nous confronte à l'opposé, plutôt à l'auto-affection, cette pure rencontre avec la vie nue, privée de toute extériorité, de tout divertissement[72]. Et c'est au cœur de cette auto-affection, que nous prenons conscience de ce qu'est vraiment la vie, de ce qu'est persévérer dans la vie, avec comme possibilité d'accroître la puissance de vivre, au moment où elle semble au plus bas.

Peut-on viser encore plus, espérer aller plus loin ? Il existe sans doute des personnalités et des itinéraires extra-ordinaires de lutte contre le mal et la mort, mais il ne s'agit pas ici de donner des leçons d'héroïsme, de consacrer l'exceptionnel, le miraculeux. Loin de ces sursauts inattendus, de ces guérisons quasi miraculeuses, il existe cependant, au cœur de notre intimité menacée, de notre identité vulnérable, parfois plus de moyens de résistance que nous ne croyons. Il est commun aujourd'hui de faire appel dans les milieux cliniques et surtout psychothérapeutiques à l'idée de résilience, cette propriété des matières physiques et biologiques à renaître après avoir connu l'agression, l'usure, la quasi destruction. Force physique de résistance au choc, malléabilité adaptive dans le règne végétal, la résilience serait cette capacité de rebondir une fois tombé au plus bas, cette endurance de soi au bout d'une désintégration, qui rendrait possible une résurgence, une renaissance[73].

Certes, le discours de la résilience risque d'escamoter l'expérience de la souffrance, en lui promettant d'être un passage qui ouvre sur une nouvelle puissance, régénérée, ressuscitée. Il existe sans doute aujourd'hui une idéologie factice et un peu complaisante de la résilience. Mais il n'en reste pas moins qu'elle fait signe vers les ressources profondes et cachées de la fragilité et de la morbidité. Dans l'auto-affection de la diminution et de la souffrance se

72 Sur l'auto-affection, voir l'œuvre de Michel Henry.

73 Voir Cyrulnyk, B. et Seron, C., (dir.), *La résilience ou comment renaître de ses souffrances*, Paris, Fabert, 2003.

produit parfois une alchimie de la revitalisation. Là où nous étions dominés par l'adversité et la haine de la maladie, de l'étrangeté, vient s'élever une nouvelle forme d'amour de la vie et de soi.

Il serait certes dangereux et présomptueux de présupposer en chaque être cette capacité d'auto-reconstitution, qui nous garantirait une sorte de cycle de renaissance garantie et prévisible. Car l'absence ou l'échec d'une résilience ne pourrait alors que culpabiliser encore plus le sujet en lui donnant l'impression d'être dépossédé d'un potentiel vital normal. Il reste que cette récente attention portée à la résilience, nous alerte sur le fait que la défaite apparente de la maladie n'est pas l'histoire ultime, que la passivité apparente liée à la souffrance ou à la tristesse peut devenir réactivité et activité, et qu'il nous appartient bien de rendre possible une résistance au mal physique ou moral, non par héroïsme, mais par accueil et conversion d'une potentialité de la vie, qui a besoin de notre concours pour nous reconstituer, nous reconfigurer comme un être doté d'un rapport à soi dans lequel il se reconnaît.

Ainsi être malade est bien une épreuve dont on ne saurait justifier, par une idéologie moralisatrice ou providentialiste, la valeur formatrice, éducatrice, initiatique. Indubitablement la maladie est un événement et une période de dissolution du sujet, de sa force, de son identité, de sa maîtrise et de sa puissance et bien sûr de son bien-être. Mais engager un processus thérapeutique ne peut se faire sans le sujet, non au nom de quelque formalisme juridique ou moral qui exigerait un consentement, mais parce qu'il faut bien vivre pendant que l'on est malade et pas seulement survivre. Mais il importe alors de vivre autrement, sur un mode d'abandon de la volonté de puissance, non pas sur le seul mode du regret voire du remords, qui comparent le présent au passé, la pathologie à la santé, mais en trouvant pour notre moi, pour notre subjectivité, une nouvelle assise, un nouveau rayon d'action, en nous concentrant sur notre faiblesse pour y trouver une force. Rebâtir une identité et une dignité dans la faiblesse assumée, c'est peut-être retrouver ce qu'il y a de plus profond en nous, qui constitue l'essentiel, et que nous pouvons ménager, aménager, comme un rapport à soi et comme un être au monde, décent et sensé. Sans céder à l'héroïsme, au volontarisme, si souvent attendu et exigé des autres qui veulent ainsi nous aider maladroitement, il convient de découvrir les potentialités de l'intimité, de l'identité fragilisé, mais qui peut redevenir une occasion pour entrevoir la vie vraie, parfois différente de ce que nous pensions être la vraie vie. Car au fond de l'épreuve de mise à mal de sa liberté, se dévoile une vérité de la vie qui peut redevenir émancipatrice, libératrice.

CHAPITRE 11

Soigner : un geste intégral

Les plus anciennes traditions sanscrites de l'Inde ancienne évoquent trois manières d'affronter la maladie, par le couteau, par les plantes, par la parole. Témoignage immémorial que les hommes savent depuis des temps lointains différencier et diversifier les interventions pour remédier aux souffrances d'un être. Car la maladie prend différentes formes et touche plus ou moins le corps seul, le psychosomatique et même le psycho-mental seul. Mais en chaque cas, il existe une résonance du mal à chaque étage du patient.

Maintenir en vie peut nécessiter des gestes invasifs violents (chirurgie) pour restaurer une partie du corps. Soigner peut consister à recourir aux propriétés thérapeutiques naturelles du monde végétal (phytothérapie), avant qu'on ne fabrique des produits de synthèse, tenus pour équivalents. Enfin tout soin peut solliciter directement ou indirectement le psychique et le mental dont les interactions, langagières ou non, entre soignant et soigné peuvent rétroagir sur l'ensemble du tableau clinique.

Qu'est-ce à dire si ce n'est que l'être malade est une uni totalité d'interférences entre différents niveaux d'organisation, il est une identité complexe où s'entremêlent le corps, l'âme et l'esprit, ou dans le langage moderne le somatique, le psychique (affectivité, imagination, inconscient) et le mental (langage, pensée, savoir).

Certes le corps est d'abord un ensemble d'os, de chairs, d'organes de matière vivante dont on n'a cessé de découvrir et d'améliorer les propriétés et dysfonctionnements jusqu'à descendre au niveau inférieur des cellules et des molécules, de manière empirique puis scientifique. Mais toute pathologie, objectivement localisée en un temps donné, si elle relève bien d'un niveau structural propre, mobilise aussi d'une certaine manière les deux autres registres, aussi bien dans le sens de la causalité réciproque (le désordre d'un organe entraîne des effets sur le psychique, mais aussi l'inverse puisque Freud montrait déjà qu'un trauma d'enfance peut entraîner une paralysie), que dans l'ordre des retentissements, résonances, concomitances à distance, trop souvent déniées (une lésion organique peut rendre dépressif ou faire naître des obsessions mentales et réciproquement, savoir, dire ou croire une chose peut entraîner par suggestion une somatisation, comme le montre l'efficace du *placebo*). Non seulement il ne faut pas se satisfaire de reconnaître qu'il existe à côté des maladies organiques quelques maladies psychosomatiques, mais il serait justifié de présumer que toute pathologie comporte des dimensions logo-psycho-somatiques. Bref tout tableau d'une maladie participe plus ou moins des trois entités du sujet : physique, psychique et mental.

La primauté accordée à la substance vivante matérielle a longtemps permis à la biomédecine de se régler sur un modèle purement mécaniste. De même que l'ingénieur peut réparer une machine défectueuse en remplaçant une pièce ou en usant de produits fonctionnels pour l'alimenter ou la rendre plus performante, de même le médecin ou le soignant est censé intervenir sur une partie localisée de l'organisme, lui appliquer des remèdes, afin de restaurer les conditions initiales. Si ce réductionnisme peut certes se révéler efficace à soi seul dans certains cas, il oublie qu'il ne suffit pas de traiter la maladie mais qu'il faut prendre en compte l'homme malade. À ce niveau, si l'on peut en urgence modifier par tous les moyens les symptômes, qui induisent souffrance et menacent l'intégrité et l'adaptation, il importe de chercher, de manière approfondie, à convoquer la totalité de l'histoire et de la constitution du sujet, ce qui permet de mieux comprendre les événements tenus pour alarmants et à les modifier de manière durable. C'est bien ce qu'ont compris certaines médecines alternatives pour qui la médecine analytique parcellaire reste à la surface de choses en ne remontant pas aux dispositions et orientations du sujet, qui ont rendu possible la pathologie (conditions lointaines et non-causes proches).

On est donc fondé à toujours présumer pour un sujet la complexité, les interactions, les dimensions plurielles de son être, que ce soit dans l'ordre de la causalité pour établir un diagnostic que dans l'ordre thérapeutique pour rétablir les conditions le meilleures pour l'organisme dégradé. Ce qui veut dire que la médecine et le soin doivent penser le tout autant que la partie, le sujet malade et pas seulement sa maladie, la relation de remédiation et pas seulement le protocole de soin.

Tel est bien le cas des maladies chroniques, de plus en plus répandues, ou de la clinique oncologique. La pathologie cancéreuse est bien une atteinte de mécanismes cellulaires qui se localisent dans le plan physico-chimique. Mais le terrain cellulaire et moléculaire n'est-il pas parfois qu'un niveau d'actualisation de phénomènes qui n'ont pu être déclenchés qu'à la suite de perturbations psychiques (stress, trauma, deuil, changement de vie, etc.), qui elles-mêmes ont été médiatisés par le mental, le sujet par sa pensée réfléchie, ses échanges verbaux, ses savoirs, décidant de réagir par tel ou tel mode de vie, actif ou passif ? Comment être sûr de la cause première, pourquoi s'épuiser à identifier « la » cause ? Si la médecine encourage le développement d'un savoir biologique objectif, elle est d'abord une pratique de soin pour qui comptent les obligations de résultat plus que celle de moyens. Dans ce cas, le principe de précaution comme le principe d'efficacité maximale conduisent à ne pas s'enfermer dans une seule approche somatique analytique mais à prendre en charge de manière synergétique la totalité du sujet : modifier le somatique, activer positivement le psychique, solliciter l'aide de la volonté et du mental éclairés par des savoirs appropriés. En chaque cas, il peut être aussi important de modifier le terrain biologique que d'infléchir le tableau psychique (transformer la tristesse en joie comme le disait le philosophe Spinoza, diminuer le conflit intra psychique entre inconscient et conscient, comme le proposent les psychanalystes, développer une imagination auto-recréatrice, comme le font certaines pratiques cognitivistes) et d'user de son intelligence pour vivre avec la maladie avant de se préparer à une vie sans maladie.

La démarche médicale peut certes se prévaloir des normes du savoir scientifique et de l'action technique, mais elle ne peut mettre entre parenthèses qu'elle inscrit d'abord sa pratique dans une rencontre interpersonnelle, dans un dialogue entre sujets, qui de plus repose sur une des plus grandes inégalités qui existe entre humains, celle entre un malade diminué et un médecin détenteur de savoir et présumé bien portant. Cette dimension relationnelle de l'acte médical ne peut être considérée comme une contrainte marginale, mais doit être placée au centre de l'intelligence thérapeutique, car elle conditionne des performances pratiques et des valeurs éthiques. La réussite de cette rencontre exceptionnelle dépend à la fois de son issue thérapeutique et de la qualité du vécu humain qui l'accompagne. La maladie est, en fait, l'occasion involontaire pour que nous engagions une relation délicate avec une autre personne qui doit être à la fois experte et humaine. Et le médecin est celui qui remplit pour ce faire, dans nos sociétés, un contrat professionnel, qui s'engage à faire au mieux pour préserver la vie de l'autre contre une rétribution, mais qui a le privilège, à cette occasion, de pénétrer dans l'intimité d'autrui. Cette rencontre échappe à la disjonction entre sphère publique et sphère privée qui organise la plupart de nos relations sociales. En un sens, elle est publique, puisqu'elle se limite à la consultation d'un professionnel, socialement reconnu, formé par une institution, dont nous attendons une aide pour guérir, mais en un autre sens, du fait de la nature de notre demande de soin, qui touche à la vie, à l'intimité, nous entamons un dialogue avec un être de confiance à qui nous nous livrons « corps et âme », comme si nous étions tenus par un amour ou une amitié. Cette étonnante relation évolue, sur fond d'une asymétrie extrême, entre celui qui souffre, est affaibli, sans défense, et celui qui assure un métier prestigieux dont dépend notre vie.

Une des sources des insatisfactions et des contre-performances de la médecine technicienne et scientifique porte sur l'occultation ou au moins la banalisation de cette expérience, sur fond d'une certaine déshumanisation chronique, tant du savoir que des soins. Or traiter et guérir une maladie ne sauraient être assimilés à un service qui relèverait d'une organisation anonyme, bureaucratique, impersonnelle, même si elle obtient des effets positifs. Guérir un corps n'est pas réparer une machine, car la médecine a affaire à une personne malade et non à un organe déficient. Il convient donc d'engager une relation inédite et complexe avec une personne, qui est présente à travers la totalité de son être et de son histoire, et dont il faut assurer non pas la seule restauration d'une partie, mais la revitalisation complète, physique et psychique. Or les systèmes de soin modernes ont failli, en bien des cas, à cette mission et laissé se développer une médecine abstraite, fonctionnelle, technocratique, désindividualisante.

Plus largement, sans renoncer à l'approche scientifique, organiciste, de la pharmacologie allopathique, la médecine gagne à accueillir des approches obéissant à des rationalités plus floues et douces. Il s'agit moins d'élire un modèle thérapeutique orthodoxe que de savoir adapter les méthodes thérapeutiques aux cas qui se présentent. Cette pratique polythérapeutique, adaptative, pragmatique, peut se révéler d'autant plus précieuse et même opportune que les populations à traiter sont de plus en plus différentes par leurs pathologies, leurs croyances, leurs normes, etc. La pluri-ethnisme et la pluriculturalité contraignent de nos jours la médecine à se départir d'une seule rationalité opérative pour maîtriser et offrir une palette de thérapies adaptées aux singularités des individus et de leur subjectivité.

Mais cette ouverture à une polyclinique plurielle et personnalisée induit aussi un souci du patient qui doit être pris en charge non seulement comme porteur d'une maladie mais comme une personne intégrale qui mérite plus qu'un geste utile et altruiste, mais une sollicitude due au prochain, qui est un autre moi-même, qu'il soit malade ou non. Soigner est indissolublement un acte technique et une relation humaine complète, qui convoque une éthique. La lutte contre la maladie ne suscite plus seulement, dans nos sociétés avancées, une quête de performance et d'efficacité mais exige davantage d'être accompagnée d'humanité, de respect de la personne, de sa dignité, de sa liberté. Dans le monde médical, « bien faire » ne se limite plus seulement à la réussite d'un acte, d'un traitement, mais englobe la manière de faire, l'art de bien traiter le malade, et pas seulement une maladie. Cette émergence spectaculaire de préoccupations d'un souci d'éthique du soin a donné naissance à une riche littérature sur les principes, les règles, juridiques et morales, qui doivent encadrer la biologie et la médecine, voire aboutir à des législations bioéthiques. Les comités d'éthique qui se multiplient partout permettent de faire descendre les débats et les normes dans le quotidien des pratiques.

Pourtant l'éthique en milieu clinique est d'abord affaire de soignants et pas seulement de médecins ou de chercheurs. C'est au lit du malade que l'éthique prend vraiment forme, visage, mais c'est là aussi là qu'elle se révèle peut-être la plus délicate, la plus imprévisible, la plus fragile. Soigner est une relation à l'autre, une rencontre qui exige certes compétence et professionnalisme, mais aussi disponibilité, attention, écoute, patience, politesse, don de soi, bref une humanité, qui ne se ramène pas à l'application de lois, de principes, de codes, de règles déontologiques. Entre la routine et la fatigue du soignant, et la souffrance, la crainte, la faiblesse, la solitude, voire l'irascibilité ou les humeurs récalcitrantes du soigné, il n'est pas aisé de trouver la bonne attitude, à la fois efficace et humaine. Tout l'engagement éthique du monde médical s'exercerait pourtant en pure perte s'il ne parvenait pas à s'inscrire dans les actes thérapeutiques, s'il ne s'incarnait pas, ici et maintenant, dans le contact entre un patient et un soignant.

Il est significatif qu'un nombre croissant de soignants témoignent de leur expérience, sensible et exigeante du soin, exprimant leur vécu et formulent des propositions pour réformer les statuts et missions dans le système de santé. Prendre soin de quelqu'un n'est pas seulement le soigner comme malade, c'est d'abord l'approcher comme un « alter ego », comme un autre que soi, mais un autre soi d'abord. Dans la situation de soin se développe un art de « bien traiter » non pas un malade, mais une personne humaine, avec d'autant plus de responsabilités que l'autre est, en cette circonstance, un être diminué, alité, souffrant, parfois en fin de vie (dans les soins palliatifs). La relation de soin médicale devient une sorte de miroir agrandissant, de situation-limite, de défi ultime, qui permettent de saisir et de comprendre à vif la vérité éthique du rapport humain.

Car le soin médical n'exige, à vrai dire, aucune norme éthique particulière, que l'on pourrait soigneusement apprendre, enseigner et appliquer en milieu clinique. Tout au plus rend-il plus intense et impérieux le besoin de traiter autrui, en toute situation, avec dignité, respect et amour, même si les conditions, risques et parfois issues liées à la maladie nous provoquent, nous obligent même, à être davantage humains. On découvre alors, ou on reprend pleinement conscience, que la rencontre entre deux personnes trouve ses conditions moins dans l'application de comportements-modèles, que dans un ensemble de petits faits et gestes, de regards, de paroles, de doigtés, de prévenances, de politesses qui encadrent, sous-tendent, irradient les pratiques, souvent impersonnelles, techniques et désagréables du soin. Bien soigner ne relève pas tellement d'une intelligence abstraite, d'une culture savante, d'un esprit de géométrie, mais d'abord d'un esprit de finesse, d'un état d'esprit, d'un tact, d'une sorte de sixième sens qui traduit et transmet le sens de l'humain de celle ou celui soigne. La qualité des soins peut certes, de plus en plus, être évaluée, mesurée, classée, quantifiée, accréditée, certifiée, mais en fin de compte, elle résulte d'abord d'une personne en souci de l'autre, d'une manière pour elle d'être au monde, d'un sens de la vie humanisée qui prend ses racines dans l'estime de soi, dans l'idéal que l'on a de soi-même et de notre désir de témoigner pour soi et envers l'autre de l'humanité en général.

Les recommandations et conseils de l'éthique du soin échappent ainsi généralement aussi bien au simple plaidoyer émotionnel pour une vocation (qui valoriserait surtout la compassion), qu'à l'austère leçon de morale (qui valoriserait avant tout le devoir), et s'adressent à toutes celles et tous ceux qui soignent et qui y trouvent un espace, une scène, un chemin pour s'orienter et se renforcer dans leurs propres préoccupations de bien faire leur métier. Elles deviennent pour tout soignant, un révélateur, un médiateur pour mieux comprendre la relation inter-personnelle, pour bien vivre avec autrui, pour le rencontrer non comme objet mais comme sujet, non comme patient, client, ou usager instrumentalisé, mais comme une personne à part entière, à qui l'on doit, en quelque situation ou condition que ce soit, les égards les plus humains, comme nous tenons à ce que les autres nous en témoignent. L'éthique en soin, au bout du compte, ne se dévoile jamais plus que dans la réciprocité, dans la reconnaissance que nous devons bien traiter l'autre au même titre que nous voulons être bien traité par lui. Réciprocité certes d'autant plus difficile à assumer et à appliquer lorsque l'autre semble si dramatiquement être loin de moi, même moins que moi. C'est probablement ce qui rend cette obligation plus urgente, plus nécessaire, mais aussi plus difficile, et plus méritoire au final.

PARTIE V

Médecines du sujet

Si la médecine a été d'abord développée comme intervention sur le corps organique, la santé d'un être passe aussi par l'équilibre, la normalité psychique. Et l'âme comme le corps peut subir des altérations aliénantes qui rentrent dans le vocable universel de la folie. La psychiatrie qui a déployé une intelligence et une clinique de la folie rencontre les mêmes dilemmes que la médecine du corps seul. La psychiatrie a tenté d'objectiver, d'identifier, de classer les maladies psychiques ou psychosomatiques, mais en cédant souvent à la même volonté de maîtrise et d'objectivation. Pourtant la compréhension des psychopathologies se révèle là aussi plus complexe et peut apparaître comme une des expressions multiples des lignes de séparation entre le normal et la pathologique, bien plus incertaines que la psychiatrie ne l'avait proposé. Les problèmes apparaissent en particulier devant l'irruption brutale de pathologies et se révèlent bien dans la psychiatrie d'urgence, encore peu préparée à prendre en charge la complexité de la pathologie. Même les troubles de la sexualité à la frontière de l'organique et du psychique, qui ont donné naissance à la sexologie, révèlent la nécessité de déployer une intelligence complexe et subtile pour ne pas reconduire vers une clinique seulement techniciste.

CHAPITRE 12

Figures de la folie : des excès et leurs extrêmes

La question de la folie renvoie spontanément à des images familières, où se renforcent, dans le même sens, désordre, violence, excès, instabilité des états, imprévisibilité de l'évolution des choses. Ainsi s'est élaborée une nosographie et une étiologie fondées sur l'idée de dé-raison, de déstructuration d'une fonction normale de l'esprit, censée être qualifiée par la mesure, l'équilibre, la maîtrise. La folie deviendrait effective, patente, visible, du fait d'un passage à l'a-normalité, toujours appréhendée comme une rupture, une alternative, donc comme un passage à un état négatif à partir d'un état positif, à l'intérieur d'une structure binaire du type 0/1.

Pourtant ce modèle qui a dominé la psychopathologie moderne n'est-il pas inadapté, artificiel, erroné, voire fictif ? Plusieurs remises en question se révèlent possibles. Si la folie est variation, passage à la limite, à l'excès, à partir d'un état rationnel, dit normal, pourquoi ne pas envisager qu'une même structure et fonction rationnelle puisse connaître deux variations, en *hyper* et en *hypo*, par excès et par déficit, ce qui ouvrirait sur deux déraisons, l'une visible, l'autre beaucoup moins ? L'idée de folie devrait dès lors être ré-interrogée pour faire apparaître sa fausse univocité et pour débusquer les malentendus et les mésinterprétations auxquels elle prête le flanc. Car la conception dominante de la déraison, du désordre et de l'excès – dans l'ordre des comportements, affects ou représentations – tient sans doute sa fréquence et sa cohérence apparente de la logique binaire à l'intérieur de laquelle elle s'énonce.

De plus, ne conviendrait-il pas de remettre en cause la simplicité apparente de cette typologie ? La raison est-elle bien cet état ou cette fonction uniforme, homogène, de l'esprit, dénué de toute détermination pathogène ? La déraison doit-elle être essentiellement comprise comme la manifestation d'un comportement spécifique, en rupture avec une norme préétablie, ou ne serait-elle pas plutôt un passage continu d'une certaine forme ou force au-delà d'un certain seuil, toujours difficilement déterminable ? Le passage à l'excès se confond-il avec un comportement totalement désordonné, sans règles, ou bien au contraire la dynamique de l'excès n'est-elle pas prise en charge par une logique interne qui définit ses formes d'expression comme les limites à partir desquelles un retour vers la forme de départ est possible, voire nécessaire ? La folie viendrait-elle de la variation ou du seul risque d'irréversibilité de la variation ? Est-elle liée à un état psychique spécifique, substantiel, ou plutôt à une sorte de réification et dissociation d'un état psychique sans réversibilité ?

Enfin faut-il éclairer la folie comme une sorte de poussée, de décharge sans finalité, donc sans « intérêt », ou bien, au contraire, ne peut-elle être comprise en tant qu'elle « sert » à quelque chose et assure, sous un certain point de vue du moins, quelque fonction qui puisse s'évaluer, au moins symboliquement ?

1 | La bipolarisation psychique

L'idée que la folie, comme tout processus psychique ou physique d'énergie et de tension, ne peut être identifiée à un simple écart par apport à une norme, semble une approche acceptée depuis les critiques épistémologiques des années 1960 (mouvement de l'anti-psychiatrie). Ne peut-on aller plus loin ? Comme tout processus dynamique, elle peut prendre des directions contraires et peut donc être bipolarisée. De sorte qu'il conviendrait peut-être de remplacer la logique dichotomique (raison/déraison) par une logique bipolaire qui scinde le désordre et l'excès en général en deux états opposés. Les idéologies de la psychopathologie ne retiennent en général que la dynamique unidimensionnelle qui conduirait à instaurer des formes qualitatives et quantitatives antagonistes avec la rationalité adaptative. Ne faudrait-il pas, au contraire, se demander si la folie, comme tout processus de désordre, de déstabilisation, de rupture n'aboutit pas à des phénoménalités opposées ? Autrement dit, tout passage vers des extrêmes peut se faire dans le sens soit d'un enrichissement, en *hyper*, soit dans le sens d'une déstructuration, en *hypo*.

Cette liaison entre deux pôles caractérise particulièrement tous les processus cycliques maniaco-dépressifs. D'un côté, en effet, la rupture des habitudes, la transgression des normes peut provoquer une sorte d'euphorie passagère, d'excitation diffuse : certains délires de la mémoire autistique, certaines expériences d'euphorisants ou d'hallucinogènes, certains comportements grégaires, créent bien parfois une sorte de sentiment de surpuissance, de facilitation des fonctions mentales, une multiplication des sensations et des images. Mais d'un autre côté, ces gains immédiats et grisants sont souvent suivis d'états catatoniques de dépression et ils aboutissent en fait à des déstructurations profondes, à une détérioration grave de l'équilibre affectif et psychique, et finalement à une véritable aliénation et une dépendance sociale accrue. Or ces mêmes symptômes antagonistes peuvent devenir des matrices de représentations et comportements qui sont symétriques mais phénoménologiquement opposés. Dans ce cas, les conduites de rupture et d'excès alimentent de véritables techniques d'exploration de la sur-réalité, de la sur-socialité et prennent place dans la catégorie des pôles d'innovation et de création. Mais elles peuvent aussi signer un tableau de souffrances dévastateur, brisant toute identité plurielle et exposant l'individu à une déstructuration handicapante ou aliénante.

Il apparaîtrait donc nécessaire de disposer d'un paradigme qui permette de rendre compte de ces deux destinées opposées de l'excès, en même temps qu'il devrait pouvoir décrire le processus de « renversement » de l'excès vers l'équilibre, afin précisément de le rendre réitérable. La définition de ce nouveau paradigme oblige en fait à un certain nombre de modifications profondes des principes conventionnels de la psychopathologie :

– pour penser la folie, il conviendrait dans un premier temps de rejeter la binarité et la linéarité dans lesquelles on l'enferme et cesser de penser l'excès uniquement à travers une typologie substantielle, comme si un comportement pouvait par lui-même être intrinsèquement subsumé sous une classe abstraite, dans une nomenclature essentialiste. Ne gagnerait-on pas à procéder dans les sciences humaines comme dans les sciences de la nature, et à traiter prioritairement les objets en termes moins de formes et structures - la rationalité et sa logique - que de flux, de forces, d'énergies, de champs ? On pourrait ainsi substituer à la dualité statique des deux sphères, un principe de « dualitude » d'un même schème de comportement initialement complexe et ambivalent.

Plusieurs épistémologies contemporaines, celle de Stéphane Lupasco en particulier[74], mettent en ce sens l'accent sur la structure contradictorielle des systèmes énergétiques. Toute force n'existe qu'en tant qu'elle est composée d'un système d'énergies antagonistes, dont l'une s'actualise toujours en potentialisant simultanément son contraire. C'est ainsi que tout système énergétique peut prendre trois formes : celle qui voit triompher une sorte d'antagonisme maximal des forces d'homogénéisation et d'hétérogénéisation et aboutit à un équilibre conflictuel (état T) ; celle qui voit l'actualisation des forces d'homogénéisation avec potentialisation de l'hétérogène (ce qui correspond par exemple à la matière inerte du monde physique) qui correspond à l'excès en *hypo* comme dans le géométrisme morbide ; enfin celle qui voit l'actualisation des forces d'hétérogénéisation avec potentialisation de l'homogène (ce qui correspond par exemple à la néguentropie, constatée dans les phénomènes biologiques) et qui correspond à l'excès en *hyper* comme dans diverses formes de dyonysisme. Par rapport à un système complexe d'équilibre dynamique, on peut donc ici isoler deux excès, l'un tendant vers l'identité, l'autre vers l'altérité, chacun des deux excès reposant sur l'exclusion simultanée et active de son contraire, de sorte que le couplage des énergies antagonistes ne devrait jamais être rompu. La psychopathologie peut donc bien être éclairée comme la dualité de l'entropie/néguentropie, celles-ci n'étant pas extérieures l'une à l'autre, mais constituant au contraire deux variations en sens opposé d'un même système énergétique. Pour tout équilibre existeraient donc deux formes de déséquilibres : à la binarité excès/non excès il faudrait opposer un schème ternaire, un équilibre et deux déséquilibres à profil opposé.

74 Lupasco, S., *La tragédie de l'énergie*, Paris, Casterman, 1970.

- Dans un second temps, il faudrait non seulement renoncer à penser la folie selon la binarité, mais même selon la linéarité. En effet, l'approche orthodoxe de la folie la conçoit trop comme un franchissement de frontière, une transgression d'un ordre alors que tous les processus psychiques en tant qu'énergétiques sont exposés à des variations continues, à des différences de degré plus que de nature. Il n'existe donc pas de ligne objectivable qui scinderait le normal du pathologique (G. Canguilhem) ; tout au plus constate-t-on des capacités de variations, d'oscillations qui s'opposeraient à des fixations, cristallisations, minéralisations qui signalent une dévitalisation énergétique, donc une inertie.

- Par ailleurs, la psychopathologique a trop tendance à décrire la déraison comme une sorte de mouvement de fuite en avant, d'éloignement continu d'un seuil, d'une norme, comme dans un tropisme qui ne rencontrerait nulle part de fin autre qu'accidentelle ou contingente. Au contraire, si la variation de la déraison est bien une oscillation possible entre deux directions opposées, intégrées dans un système dynamique, il importe de penser une limite, un « terme » au bout duquel se produit un renversement. Seule la poursuite de la déraison au delà de cette limite, signalerait une déstructuration du système psychique qui ouvre un espace-temps vraiment pathologique. Ne faudrait-il donc pas revenir vers une approche, parfaitement maîtrisée dans la pensée grecque ancienne, plutôt circulaire, voire pendulaire, qui ferait d'une conduite de rupture, non un mouvement sans retour, mais un moment dans un cycle, dans un rythme ? Toute la pensée présocratique (Héraclite, Empédocle), et même celle de Platon[75], ont repéré dans l'ordre cosmologique des figures extrêmes où le monde coïncide avec des états paroxystiques, mais à partir desquels se produit précisément un renversement et un retour cyclique vers l'extrême opposé. Ces limites de l'excès, qui vient subvertir la mesure du cosmos, ne sont pas assignées au nom d'une normativité peureuse et frileuse, mais sont pensées comme la condition même du devenir des formes des choses. Comme le dit Platon dans le « Phédon » : « S'il n'y avait une perpétuelle compensation que se donnent les unes aux autres les choses qui existent, comme si elles accomplissaient un parcours circulaire, si au contraire la génération suivait une ligne droite allant d'un contraire à celui seulement qui fait face, si elle

[75] Voir nos analyses dans *La raison contradictoire*, Paris, Albin Michel, 1990.

ne se retournait pas ensuite vers l'autre et ne faisait pas le tournant, alors, tu ne l'ignores pas, toutes choses finiraient par revêtir la même figure, pour garder le même état, et leur génération s'arrêterait » (72b).

Il apparaît ainsi que le véritable problème des processus de rupture et de déséquilibre de la normalité présumée n'est pas tellement de savoir – comme dans la théorie de la norme/transgression – quelle en est la cause, ce qui les pousse à se produire ; mais plutôt vers quelles limites ils s'orientent, à quel extrême ils s'arrêteront pour composer un tout et rendre possible ainsi d'autres excès. La clé d'une théorie de la folie se trouve donc davantage en aval qu'en amont, relève d'un *terminus ad quem* plus que d'un *terminus a quo*. Toute l'idéologie de l'excès est polarisée par la seule mise en route de l'excessif, comme si elle voulait mettre en mouvement un corps sans lui imprimer une direction, sans prévoir son point de chute. Le paradigme cosmologique cyclique montre au contraire que la logique de l'excès n'a de sens qu'à l'intérieur d'un pouvoir de répétition, et donc d'un principe d'alternance ; et qu'à son tour le principe d'alternance implique la détermination d'un tournant, d'un point de retour au delà duquel la poursuite de l'excès aboutirait à la destruction et à la mort.

2 | Logiques de l'excès

Remise ainsi en perspective à l'aide de la philosophie cosmologique antique et de l'épistémologie des systèmes énergétiques contemporains, la théorie de la folie peut s'énoncer dans un langage renouvelé et, nous semble-t-il, plus adéquat.

– On peut d'abord mieux comprendre, à partir de l'idée d'un équilibre de forces contraires provisoirement stabilisé, la complexité même de la vie psychique ordinaire et quotidienne. Loin d'être cet état univoque de rationalité homogène que vient détruire l'excès, le normal serait un état mixte où se combattent déjà des tendances opposées, soit des ensembles pulsionnels contradictoires dans une perspective psychanalytique, soit des mouvements toniques ou asthéniques constitutionnels, soit de l'apollinisme et du dyonysisme dans la discursivité idéelle, soit des intérêts contradictoires de tradition et d'innovation dans une perspective culturelle. La rationalité ordinaire résulte donc bien d'un mixage, d'un équilibre complexe, synthétique et disséminatoire, et ne se confond pas avec un extrême de mesure, de répression, de conformité comme le fait croire une utopie de la sagesse rationnelle. Les conduites d'excès ne peuvent donc plus être pensées comme le passage du normal à l'autre extrême de la disjonction, de la rupture, de la transgression. La folie représenterait donc une oscillation possible vers les deux extrêmes opposés, qui sont déjà entremêlés dans le quotidien, l'identité et l'altérité, la répétition et la différence, l'homogène et l'hétérogène. La contrariété anthropologique réelle n'existe donc pas tellement entre la rationalité normale et la folie, mais entre deux formes d'excès, à gauche et à droite d'une tension en équilibre ou d'une juste mesure entre des contraires, dont chacune creuse une des polarités intégrées de manière conflictuelle dans le tissu mêlé du psychisme. La normalité comprend donc déjà des énergies de variation et de rupture, mais encore limitées à de petites différenciations proches de l'équilibre. Le déséquilibre se produit ainsi par des seuils souvent insensibles à l'intérieur même de la vie normale dite rationnelle, jusqu'à prendre des formes exacerbées, loin de l'équilibre.

- En conséquence, tout excès pathologique doit donc être pensé selon une logique plurielle, puisqu'il peut se produire de manière continue en deux sens. D'un côté, les énergies physiques ou psychiques sont actualisées dans le sens de la complexification d'une différence créatrice. Inversement, d'autres excès actualisent des forces homogénéisantes et ouvrent la porte à l'impuissance, même s'ils prennent la forme extérieure d'attributs rationnels (logique, géométrisme, symétrisme, etc.). On peut donc distinguer la double polarité d'une santé et d'une pathologie, individuelles comme collectives. La pathologie, qui occuperait l'emplacement de l'actualisation de l'homogène, du déséquilibre en *hypo*, se caractériserait moins par un inventaire de symptômes standardisés que par l'inaptitude d'un pouvoir créateur dans les marges de l'équilibre. À l'opposé, la santé trouverait bien sa place dans des symptômes extérieurs, souvent homologues à la folie, mais dont le pouvoir différenciateur et créateur est précisément essentiel. De sorte que l'on pourrait ainsi commencer à mieux distinguer, par exemple, l'hallucination autistique du pouvoir visionnaire sacré, ou la fascination pulsionnelle de la mort du pouvoir rituel sacrificiel.

- Enfin, toute folie peut faire l'objet d'une science des « catastrophes », c'est-à-dire du point à partir duquel sa manifestation peut et doit se retourner vers un équilibre, du point à partir duquel l'actualisation d'une énergie se trouve arrêtée par l'actualisation de son contraire. Comme l'avaient déjà énoncé les Stoïciens, tout paroxysme (*ekpurosis*) consiste en une auto-dissolution de l'extrême actualisé, pour céder sa place à son contraire. Et comme l'a bien vu H. Bergson lorsqu'il cherchait à articuler les lois sociopolitiques sur les lois cosmologiques, l'histoire de l'homme se ramène à une oscillation entre deux tendances, chacune prenant tour à tour le dessus sur l'autre ; l'essentiel étant alors de savoir « jusqu'où » une tendance poursuit son mouvement dans sa direction propre. Pour Bergson, il importe donc de comprendre la « loi de double frénésie », qui exprime « l'exigence immanente à chacune des deux tendances une fois réalisée par sa séparation, d'être suivie jusqu'au bout - comme s'il y avait un bout », afin précisément de pouvoir assurer mieux le retour du balancier[76].

- Reste alors la question essentielle qui conditionne précisément le fonctionnement oscillatoire entre les deux excès : la science des « catastrophes » débouche-t-elle sur un savoir-faire ? Autrement dit, la réversibilité et la circularité des excès, le rapatriement des extrêmes vers l'équilibre dépendent-ils d'un pouvoir délibéré, d'une activité de contrôle volontaire, institué, créant une régulation psychique ; ou bien peut-on imaginer qu'une culture parvienne à intérioriser, à immanentiser spontanément les forces autorégulatrices ? Ne pourrait-on pas faire alors l'hypothèse selon laquelle les excès en *hypo* ou en *hyper* peuvent devenir des déséquilibres intégrables, à la condition que la culture dote précisément les individus et les institutions d'un pouvoir de symbolisation qui donne sens et règle ? Car seul un imaginaire pluriel[77] tridimensionnel peut accueillir les trois formes de conscience dont la rationalité identitaire n'est qu'une forme parmi d'autres des discursivités possibles.

Et inversement, l'excès ne semble-t-il pas fonctionner de manière anomique, dans le sens du créatif comme du régressif, dans la mesure précisément où notre modernité se trouve privée

[76] Bergson, H., *Les deux sources de la morale et de la religion, op. cit.*

[77] Voir Durand, G., *Les structures anthropologiques de l'imaginaire*, Paris, Dunod, (1re éd., 1969), 12e éd., 2016.

d'un atlas symbolique, d'un consensus imaginaire régulateur ? C'est peut-être pourquoi les excès pathologiques se solidifient, se creusent aujourd'hui de manière irréversible, sans retour, jusqu'à devenir aliénation mentale et donc exclusion sociale, à la différence de l'hystérie des chamans ou de la paranoïa des prophètes qui pouvaient être réinsérées dans la culture par les médiations symboliques du sacré. Et on peut penser que la violence sacrificielle ou le vertige sexuel peuvent entraîner de nos jours leurs auteurs sur des pentes dramatiques, vers des désocialisations continues, dans la mesure où la déculturation symbolique de la postmodernité ne peut plus donner une limite et un sens au paroxysme et ne peut que le laisser poursuivre indéfiniment, selon une ligne droite, dans une course à l'infini, dont on trouverait la trace dans le terrorisme ou la pornographie. En fin de compte, une typologie de l'excès débouche sur une anthropologie de l'imagination symbolique, qui seule peut prendre en charge le sens même de l'excès. La pluralisation de la folie, visible et invisible, trouve son modèle et son miroir dans une anthropologie de l'imaginaire pluriel et dynamique.

CHAPITRE 13

Questions éthiques en psychiatrie d'urgence

La thérapie psychiatrique n'a cessé d'entretenir des relations complexes avec la médecine en général. D'une part, elle hérite de toutes les règles et normes de la tradition clinique, le psychiatre soignant d'abord un patient atteint de troubles pathologiques dans son corps, même si celui-ci n'est pas forcément la cause du symptôme. Le psychiatre est ainsi soumis aux mêmes prestations et contraintes de soin, techniques et éthiques, que tout médecin dont il partage la pharmacopée, les institutions hospitalières, les obligations de moyens, etc. Mais d'un autre côté la psychiatrie est exposée à une double spécificité de sa pratique clinique :

– elle doit traiter, outre un état constitutif du sujet et une individualité psychosomatique, un trouble de comportement, qui outre des effets immédiats sur le patient et sur son entourage, peut devenir socialement dangereux. Par là, elle est appelée à prendre en charge un mal-être existentiel et à modifier une existence – et pas seulement un corps –, tout en prenant part à une intervention sociale, publique, à un maintien d'un ordre social, ce qui excède largement une visée thérapeutique. Comment rendre compatibles l'aide thérapeutique à un individu et une immixtion dans une existence et une normalisation au nom de la société ?

– elle a affaire à des êtres en proie à une perte de liberté, de contrôle d'eux-mêmes, d'identité même, et qui se révèlent par là encore plus fragiles et vulnérables que ceux atteints de pathologies somatiques, diminués d'abord dans leur organicité. Comment éviter que l'intervention thérapeutique n'aggrave cette vulnérabilité et cette dépendance ? Comment éviter aussi que le psychiatre n'abuse de cette situation extrême d'assujettissement du patient ou inversement ne se prémunisse par tous les moyens contre son agressivité violente ?

Entre soigner, protéger, réadapter, normaliser s'ouvre donc un espace d'indétermination des rôles et missions qui est source de beaucoup d'interrogations éthiques. Les questions deviennent particulièrement cruciales dans le cadre d'une intervention urgente, qui plus que dans la médecine somatique, se heurte à une résistance, venant du temps court de la thérapie. La psychiatrie rencontre donc des problèmes moraux et éthiques, en partie communs avec toute la médecine, en partie spécifiques à sa compétence (la psychopathologie), en tout cas compliqués en situation d'intervention d'urgence. On peut en repérer quelques-unes des plus représentatives pour un regard extérieur, que l'on associe à autant de champs d'interrogations, de réflexions, de discussions éthiques :

1 | La légitimité de l'appel à soin.

Là où l'accident corporel crée des conditions objectives d'intervention pour secourir un patient (blessure, infection, etc.), le désordre psychopathologique n'est pas forcément suivi d'un cortège semblable de signes objectifs légitimant l'intervention. À l'exception de la violence caractérisée, quel désordre comportemental, verbalisé ou non, justifie-t-il le recours à une intervention rapide de soins ? À la demande de qui ? Du patient, de l'entourage, de la société ? À partir de quels signes cliniques ? Si les soins autoritaires avec décisions arbitraires ont été réglementés par la loi, on assiste à une montée en puissance d'appels à soin psychiatrique. De même que la médecine somatique doit, de plus en plus, traiter des pathologies fonctionnelles diffuses, et souvent rebelles aux soins (ce qui peut déjà relever d'une approche psychiatrique), qui n'étaient pas de son ressort autrefois, de même la médecine psycho-pathologique se voit présenter, de plus en plus, des tableaux de souffrances ou de déviations, qui ne devraient peut-être pas forcément relever d'une médicalisation. Que doit faire le médecin devant une telle extension ou surenchère de pathologisation ? Comment refuser, à l'inverse, des soins, que l'on juge inopportuns ou infondés, comment déclasser des demandes de soins, comment convertir des plaintes en normalité ? Et à l'inverse, comment prendre sur soi et assumer les traitements inutiles, la surconsommation induite par une médicalisation de routine ou de complaisance, due aux nouvelles habitudes de soin ? Comment participer à des traitements de conduite (toxicomanies) qui peuvent relever certes de symptômes de dérèglements de personnalité, de souffrances subies, mais aussi de choix libres ? Mais comment éviter aussi l'erreur, lorsqu'on passe à côté d'une pathologie banalisée (tueur fou, pervers sexuel) ou d'être tenu pour responsable d'un refus de soin ? Le psychiatre comme tout médecin se trouve de plus en plus impliqué dans de tels cas de conscience déontologiques, qui l'obligent à déterminer à quelle demande d'assistance il convient de répondre.

2 | La forme de la thérapie urgente

Si la médicalisation d'un comportement psycho-pathologique chronique pose déjà des problèmes, le traitement d'une crise aiguë, d'un paroxysme de troubles (souvent par suite d'addictifs chimiques comme alcool, drogues), auto- ou hétéro-agressifs, exige une intervention rapide, au nom de l'« assistance à personne en danger », et dont l'obligation de résultat est attendue par l'institution (policière, hospitalière). Ce tableau paroxystique peut poser deux types de problèmes éthiques :

- face à l'explosion de violence, il s'agit moins de soigner que de parer au plus pressé, de réduire les symptômes de désordre (verbal, gestuel), à tout prix. La psychiatrie, comme tout service de sécurité civile, est appelé pour combattre une menace, éloigner un danger, diminuer des risques, en recourant parfois à des moyens prophylactiques, sources de dégâts collatéraux. Il s'agit de parvenir rapidement à inhiber ou à faire disparaître des comportements jugés pathologiques, par la voie d'une pharmacopée (camisole chimique) ou, de plus, par la voie de l'internement, qui isole le patient de son entourage, en préservant ainsi la société contre sa violence ou son désordre. Comment adapter les ressources et la stratégie thérapeutiques à chaque cas ? Tout médecin est en butte aux questions du choix de la méthode thérapeutique (du psychanalytique au chimiothérapeutique), y compris de la décision d'hospitalisation, dans des cas jugés graves. Or l'hospitalisation psychiatrique entraîne des situations d'isolement ou de contention qui peuvent s'accompagner d'effets nocifs et qui portent grandement atteinte à la liberté voire à la dignité de la personne.

– Inversement, face à des conduites privées et intimes, qui généralement restent enfermées dans le silence, voire la dénégation et le huis clos (inceste), comment rester inactif ou indifférent, comment initier et justifier une approche thérapeutique, en l'absence de plaintes ou de délits objectivés par l'institution judiciaire ? Dans quelle mesure la psychiatrie a-t-elle à devancer, anticiper, prévenir des conduites déviantes, alerter sur des risques psychiques, avant tout passage à l'acte ?

L'intervention psychiatrique urgente, au même titre que l'intervention chirurgicale sur des lésions accidentelles, est de plus menée souvent avec un épais voile d'ignorance, une méconnaissance du passé du patient, de ses antécédents cliniques, ce qui peut entraîner parfois de lourdes erreurs. Comment dès lors concilier rapidité, efficacité, et adaptation à la singularité du patient ?

3 | La question du consentement

La médecine, comme la recherche médicale, s'est vue retirer progressivement la toute-puissance patriarcale, l'autorité mandarinale, pouvant conduire à instrumentaliser le patient, même pour son bien. L'intervention légitime du thérapeute est conditionnée et réglée juridiquement par un consentement du malade. Cette clause bénéficie certes de mesures suspensives, notamment en cas d'atteinte grave de l'autonomie voire de la conscience du patient. Ce dernier cas peut devenir majoritaire ou atteindre des formes extrêmes dans les troubles psychiatriques. Comment obtenir, en effet, le consentement de traitement ou d'hospitalisation d'un être dont les signes de comportement permettent d'induire qu'il ne possède plus sa liberté ni même sa lucidité de conscience ? Il reste que le tableau clinique est rarement aussi tranché, et que les difficultés rencontrées à respecter et la loi et le malade donnent lieu à d'innombrables leurre, contournement, intimidation ou harcèlement, dont le bien-fondé n'est pas toujours justifié clairement. Mais peut-on vraiment faire autrement en situation d'urgence, lorsque la vie est en jeu ?

La question est devenue particulièrement sensible depuis que l'éthique médicale a promu, parallèlement au principe altruiste de bienfaisance (qui peut s'appliquer à un être diminué et hétéronome), le respect du principe d'autonomie de la personne. Si tout malade doit être tenu, quel que soit son état de déficience, pour une personne à part entière, qui doit être traitée comme toute autre personne valide, au nom d'un principe d'égalité de droit, est-il vraiment indispensable de déduire de ce statut le principe d'autonomie, présupposant que la dignité implique nécessairement la liberté de s'autodéterminer ? Ce présupposé de l'autonomie risque de s'apparenter à une fiction morale, qui peut seulement être comprise comme un idéal possible et souhaitable. Pourquoi d'ailleurs la dépendance à l'égard d'une autre volonté bienveillante devrait-elle être considérée comme une indignité ? La psychiatrie, qui est en perpétuel porte-à-faux par rapport à cette éthique dominante, ne devrait-elle pas aider à repenser le bon usage du principe éthique de l'autonomie, dans un véritable esprit d'humanité ? À condition évidemment de tout mettre en œuvre pour que la sollicitude que le médecin doit témoigner à son patient pour son bien ne masque pas des visées d'objectivation, d'humiliation, d'assujettissement masquées.

4 | La question de la pathologisation

La nosographie psychiatrique présente un éventail de symptômes, qui à l'égal des symptômes somatiques, ne suppose pas le même degré d'objectivation. À partir de quels signes manifestes peut-on déclarer un comportement pathologique ? Et même tout comportement, violent par exemple, est-il pathogène ? Autant délires et hallucinations peuvent donner lieu à des protocoles de contrôle objectivables pour les identifier et les classer, autant certaines conduites maniaco-dépressives ou certains délires de persécution peuvent être non seulement compatibles avec la vie normalement adaptée, mais même reposer sur des déséquilibres et des souffrances occasionnées par des faits réels. Comment construire la réalité pathologique sans céder à une surrationalisation ? On sait combien la psychiatrie a pu être tentée par des positions extrêmes, du fait de l'incertitude devant la classification nosographique et ses conséquences :

a- Posant que la folie était une construction familiale et sociale, l'antipsychiatrie a servi souvent à invalider la rationalité médicale et à condamner la thérapie de l'enfermement. Cette désintégration de la clinique et cette démédicalisation de la psychopathologie peuvent-elles être considérées comme de bonnes solutions ? Ou n'a-t-on pas abandonné à la souffrance des êtres prétendument restitués à leur liberté ?

b- À l'inverse, une survalorisation de la science biomédicale et parfois l'idéologie sécuritaire de la société, ont suscité un raidissement dogmatique de l'approche psychiatrique, chargée de pathologiser le moindre écart à la moyenne retenue comme normale (qui n'est souvent que le conformisme), de médicaliser les comportements atypiques ou dérangeants, accroissant ainsi la part de thérapies organiques déshumanisantes et suscitant dans la population des angoisses et obsessions devant la normalité attendue.

Dans les deux cas, on est exposé à une dérive qui pose le problème éthique du bon usage du respect : dans le premier cas, au nom d'un respect de la liberté individuelle, on risque de créer une situation d'abandon et d'indifférence ; dans le second cas, au nom d'un respect de la sécurité, on risque de cautionner des dispositifs répressifs sans fondement. Le travail cognitif de classification et surtout de subsomption de cas est donc un problème épistémologique mais qui est déjà porteur d'une interprétation éthique de la liberté.

5 | Les conditions du traitement

La médicalisation d'un trouble psychiatrique de comportement est intégrée dans des dispositifs de soin hospitaliers, dont les contraintes de fonctionnement ne sont pas toujours favorables à la prise en charge. Si le syndrome hospitalier touche tout malade, il ne peut qu'agresser bien plus un patient atteint de troubles psychiques. Les conditions de prise en charge, les dysfonctionnements ou la déshumanisation des services d'urgence, constituent parfois des obstacles sérieux à un diagnostic, aux premiers soins, voire ne peuvent qu'aggraver l'état mental du patient. Comment le psychiatre peut-il à la fois s'intégrer dans une logique thérapeutique d'urgence et chercher à obtenir des conditions minimales d'environnement pour intervenir favorablement sur l'état du patient (on pense aux dépressions suicidaires) ? Dans ces conditions, l'hospitalisation facilite-t-elle ou inhibe-t-elle la reconstitution de l'unité-identité du sujet malade, défaite par la pathologie ? Il existe, certes, une symbolique du territoire hospitalier qui peut compenser ou annuler l'expérience négative et paradoxale de l'isolement de la vie sociale. L'hôpital est, aux yeux de beaucoup de patients, associé à l'espoir d'une efficacité thérapeutique, due à la concentration de moyens favorisée par les effectifs élevés de malades. Sous cet angle, en étant pris en charge par un « système » de soins, le malade croit moins perdre en liberté que gagner en sécurité et donc en chance de guérir. Mais, à l'inverse, l'hôpital comme tout centre de soins, même s'il dédramatise le mal, maintient le patient dans un univers artificiel, protégé, surveillé, qui alimente sentiments d'insécurité et angoisse. Comment maîtriser la forme du traitement en trouvant un compromis raisonnable entre efficacité immédiate et bienfaisance durable ?

6 | La question de la finalité

Le psychiatre en tant que médecin doit agir pour le bien de son patient. Mais en corrigeant son comportement, en favorisant l'adaptation sociale, en protégeant aussi la société contre la violence dont il peut être porteur (pulsions meurtrières ou sexuelles), le psychiatre non seulement se fait l'agent d'un ordre social mais peut être incité à motiver ses décisions davantage par souci de la sécurité collective que du bien-être de l'individu. Cette disjonction entre l'individu et la société touche de plus en plus la médecine en général, partagée qu'elle est entre impératif de soin individuel et impératif de défense de la santé publique (exemple : problème de déclaration de séropositivité). L'activité médicale, et psychiatrique en particulier, se voit donc aux prises avec des intérêts généraux de la société, en risquant de faire passer au second plan le seul bien de l'individu

7 | Les limites de l'intervention

Jusqu'où un psychiatre peut-il intervenir en s'immisçant dans le comportement d'une personne ? Le cas exemplaire est représenté par le suicide. Faut-il inconditionnellement empêcher un désir de suicide, et considérer l'acte comme une maladie et pas seulement comme un mal moral, voire comme un bien ? La réponse s'enracine, souvent, dans un code pénal (certains codes pénalisant le suicide) mais surtout dans une morale. Soit on considère que la moralité s'applique à l'égard de toute personne, dont moi-même (position de Kant), ce qui oblige au nom du respect de la personne que je suis à ne pas me maltraiter. Soit au contraire, on limite la moralité à la manière de traiter autrui, en nous laissant libre d'agir à l'égard de nous-même, ce qui garantit une licence, même de se donner la mort. Encore faut-il, à nouveau, être certain que la conduite mortifère n'est pas morbide, que le sujet reste réellement libre de décider ce qu'il veut faire de sa vie. Comment juger, avec une forte probabilité, de cette capacité ? Peut-on aller au-delà de l'intime conviction ? La fragilité des expertises en ce domaine ne peut qu'inciter à la modestie et confirmer la faillibilité de la psychiatrie.

De ce point de vue, tout psychiatre est porteur d'une morale implicite, lorsqu'il délibère sur ce genre de situation. De manière générale d'ailleurs, le rapport médecin-patient en psychiatrie, étant moins motivé par le seul soin d'un mal physique que d'un mal psychologique et moral, se trouve inévitablement impliqué dans des confrontations de visions du monde, de systèmes de valeur, de représentation de la vie, qui sont autant de formes de morale et d'éthique.

8 | De douteuses extensions

Enfin, la psychiatrie se voit de plus en plus requise, commise d'office, dans nos sociétés pour prendre en charge des situations post-catastrophes. Le pathologique s'efface alors devant la détresse et la souffrance liées à la mort ou à la violence. S'agit-il bien d'une tâche médicale ? N'outrepasse-t-on pas les compétences et les missions de la psychothérapie ? Ne s'agit-il pas d'un dévoiement d'une responsabilité en ce que des problèmes douloureux de la vie se trouvent ramenés dans la sphère de l'interventionnisme psychiatrique ? Peut-on réellement apaiser, conforter, consoler, en tant que médecin ? N'y a-t-il pas hypocrisie ou leurre dans l'offre sociale et usurpation de rôles sur le plan corporatiste ? Dans quelle mesure la psychiatrie doit-elle se plier à ces injonctions nouvelles ? Cette récente extension de la sphère de la psychiatrie l'expose sans doute à des questions psychologiques et éthiques profondes et inédites, qui relèvent d'une véritable philosophie de la souffrance et du mal-vivre.

Les questions éthiques ne se limitent pas à des situations-limites, à des cas de conscience particulièrement pénibles, mais se rapportent à toute représentation d'un bien agir, d'un bien vivre. En ce sens la conscience éthique traverse toute conduite, thérapeutique en particulier, illustrant que pour la bonne action le choix éthique et le choix technique, le bien et l'utile, sont souvent indissociables. Mais paradoxalement la psychiatrie, qui intervient directement sur la conscience, sur le sujet, sur ses affects et sur ses conduites, expérimente une dramatisation plus aiguë des choix pour bien agir. Toutes les questions abordées témoignent, en tout cas, de l'omniprésence de choix éthiques dans l'accomplissement de la pratique psychiatrique, tant du point de vue des moyens employés que des fins visées.

On y retrouve d'abord les problèmes classiques de toute éthique médicale, mais aggravés par la condition même du patient, dont la conscience et pas seulement le corps, est fortement déstabilisée, voire suspendue. Comment dès lors maintenir les obligations principielles de l'éthique du soin, face à un sujet aliéné, surtout lorsque l'intervention sur les symptômes, souvent eux-mêmes violents, exige dans l'urgence une contre-violence thérapeutique ?

Mais la psychiatrie est aussi convoquée par l'éthique, dans sa visée même, puisque la demande thérapeutique confronte déjà le médecin à une prise de position axiologique sur le bien-fondé de son action. À certains égards, la nature des troubles et leur traitement incitent à remettre en question la logique thérapeutique conventionnelle, au risque de modifier la déontologie de la psychiatrie. Il en résulte que la psychiatrie ne saurait se contenter aujourd'hui de se doter de simples comités d'éthique pour accompagner certains de ses actes, mais se trouve invitée globalement à une réflexion éthique fondamentale sur les rapports de son savoir et de son pouvoir. Plus que toute autre pratique médicale, la psychiatrie rencontre la limite de la maitrise rationnelle, se voit confrontée à la complexité de l'humain et engage à chaque acte une vision globale de l'homme et de la société.

CHAPITRE 14

Sexologie et normativité

La sexualité relève culturellement du domaine de l'intimité et de la vie privée. Troubles ou frustrations de la vie sexuelle sont pourtant entrés dans le champ de l'approche clinique et thérapeutique tant du point de vue psychanalytique que du point de vue des thérapies comportementales. Le praticien - psychologue ou médecin - se voit dès lors confronté autant à des problèmes techniques que relationnels et éthiques. D'autant plus qu'il prend la place d'un tiers, qui fait intrusion dans la sphère duale. Bien qu'appelé par consentement, il ne peut cependant se départir de prescriptions éthiques particulières :

- comment s'assurer des conditions de compréhension des données ? Plus que tout autre, le vécu sexuel relève d'une parole surdéterminée oscillant sans doute entre exhibition et refoulement. Comment accéder aux données empiriques concernant un couple ? Quelle stratégie adopter ? Quelle place accorder à l'entretien singulier et à l'entretien avec un couple ? Comment maîtriser les interférences de communication interne au couple ? Comment accéder au vécu réel face à l'interprétation cristallisée ou mythifiée par le langage du couple ? Comment redresser la parole pour accéder à la vérité factuelle ? Quels moyens langagiers utiliser ? Quelles ruses s'autoriser pour percer les secrets, ou pour corriger des aveux qui peuvent être biaisés ? Toutes ces questions sont propres au dialogue entre patient et soignant, en général, et soumises à des limites déontologiques et éthiques, mais dont la mise en œuvre se complique du fait de la nature même de la sexualité.

- comment ne pas instrumentaliser la position thérapeutique en créant une dépendance thérapeutique ? La tentation est grande de falsifier l'attente et d'engendrer de l'illusion. En quoi le thérapeute est-il un expert ? D'où vient sa compétence propre ? Quels types de savoirs - théoriques et pratiques-doit-il posséder ? De quel droit intervient-il ? Que peut-il promettre ? Jusqu'où peut-il accompagner les patients ? De quelle nature doivent être ses énoncés : suggestions, conseils, prescriptions ?

- comment garantir un regard et une position de médiation thérapeutique ? Si tout psychologue ou médecin occupe une position d'attraction-répulsion, le territoire du sexe ne peut qu'être soumis encore plus à la tentation de séduction. Comment se prémunir alors des projections personnelles, du voyeurisme, de la concurrence, du désir de passage à l'acte ? Quelles défenses s'imposer ? Quelle déontologie s'appliquer ? Jusqu'où la proximité herméneutique peut-elle aller ? Quel partage symbolique est-il acceptable ?

Il est difficile de séparer l'approche de la sexualité, en tant que pratique corporelle, de représentations morales. La sexualité humaine, comme ensemble de représentations et de comportements, oscille en effet entre des interdits juridico-éthiques, dont la prescription est, surtout dans les sociétés primitives, inconditionnelle et sans motivation, et une morale sociale positive incarnée chez tous les peuples par l'institution du mariage, destiné à réguler les pratiques sexuelles au service d'une descendance et donc d'un partage des statuts et des biens. Dans le premier cas, la sexualité oblige à remonter aux tabous les plus archaïques déterminés par les catégories de pur et impur, de sacré et de souillure, dans le deuxième cas, elle a un rapport avec une théologie monothéiste qui, depuis l'invention de l'amour occidental, a lié la sexualité à un pacte de fidélité mystique dans un couple, qui prend sens au-delà de la vie terrestre[78].

[78] Douglas, M., *De la souillure*, Paris, La découverte, 2001 ; Rougemont, D. de, *L'amour et l'Occident*, Paris, Bibliothèque, 2001.

Envisager une morale sexuelle c'est aborder la sexualité non plus seulement comme un segment partiel du comportement bio-psycho-sociologique, régulé par des représentations et valeurs collectives et instituées, mais aussi comme une sphère autonome de recherche du plaisir érotique, lié à la stimulation de zones érogènes, pas forcément génitales, sur le mode du couple ou plus rarement sur le mode solitaire ou dans le cadre de partenaires multiples. Dans ce contexte, peut-on soutenir que tout est permis, tout est légitimable, parce que toute la sexualité serait anomique, indifférente, ou bien faut-il juger les comportements sexualisés selon le bon ou le mauvais, en prohiber certains, voire en recommander d'autres ? Si normes il y a, se fondent-elles sur des raisons de type médicales, hygiénistes, ou déterminent-elles vraiment une morale sexuelle, au sens où certains comportements seraient à tenir pour immoraux, c'est-à-dire en fin de compte contraires à la réalisation de l'humanité en l'homme ?

Parler de nos jours de morale sexuelle prête cependant à confusion du fait de la concurrence mal élucidée entre deux termes, la morale et l'éthique. Il s'agit en l'occurrence moins de faire référence à une morale sociale, dotée de modèles permis et défendus, qui sont souvent médiés par le droit et qui évolue, mais d'une éthique, au sens d'une représentation de ce qui m'oblige en mon for intérieur, en mon « âme et conscience », pour être digne d'être homme. L'éthique appliquée à tel ou tel type de conduite, ici l'usage de plaisirs sexuels, croise sans doute les impératifs de la morale sociale (les mœurs validées dans une société) ou les rites politiques (le droit de cuissage des Princes) mais se nourrit aussi d'émotions, d'idéaux, de mythes personnels et d'images de soi, qui sont particulièrement nombreux dans le domaine hautement surdéterminé de la sexualité. Éclairer les constantes de cette éthique doit cependant éviter deux tentations, l'une qui légitimerait uniquement la sexualité fonctionnelle (l'acte sexuel reproductif comme seul comportement positif), l'autre qui limiterait les pratiques négatives aux seules « perversions » mesurées à l'aune du discours clinique sur le pathogène. Entre le seul coït reproductif et les perversions avérées, il existe un large spectre de conduites sexuelles qui peut faire l'objet d'une évaluation éthique.

La détermination d'une ligne de coupure entre le bien et le mal dans le champ de la sexualité s'avère d'autant plus nécessaire que l'humanité comme espèce a accès à une sexualité permanente, libérée des périodicités naturelles (en tout cas pour le sexe masculin), qui rythment la vie sexuelle des animaux (le rut), et qu'elle a donc besoin de repères comportementaux conscients. Mais elle se révèle aussi comme difficile dans la mesure où la sexualité est un domaine exposé aux propensions et aversions irréfléchies, aux refoulements ou aux fantasmes régressifs, aux utopies désirantes ou aux codes répressifs. De plus le changement de mœurs déplace souvent dans l'histoire les seuils de sensibilité de ce qu'on tolère ou réprime : on sait combien les règles de la pudeur et de l'intimité sont variables (la promiscuité de l'habitat a fait que souvent dans l'histoire les relations sexuelles ne pouvaient se faire sans témoins, par la vue ou l'ouïe), sans que cela doive forcément faire changer les normes éthiques.

Quatre thèmes peuvent permettre d'aborder les problèmes essentiels : la place de la sexualité dans la vie, les partenaires de la jouissance sexuelle, les modalités de l'usage des plaisirs érotiques, enfin la finalité du plaisir.

1. La moralisation de la sexualité porte avant tout sur la place des préoccupations et des occupations sexuelles dans la vie quotidienne. Les traditions philosophiques, spirituelles et religieuses en Occident ont pris position moins sur les formes de son accomplissement que sur l'importance qu'elle devait avoir par rapport à d'autres occupations. C'est la question, à large publicité, qui fait le plus se rejoindre morale sociale et éthique individuelle. C'est aussi celle qui engendre la plus grande variété de réponses. Dès l'Antiquité, on rencontre des attitudes hédonistes, qui exaltent le libre plaisir sexuel, jusqu'à la provocation (comme l'éloge de la masturbation en public par Diogène le cynique), ou des attitudes ascétiques (dans les courants gnostiques ou sotériologiques, orphiques, juifs ou chrétiens), qui tolèrent une forme de sexualité, mais associée aux images honteuses du corps (qu'on retrouve dans le dégoût augustinien devant les organes du plaisir sexuel confondus avec les organes de la naissance et des mictions). La majorité des courants cependant, tout en redoutant la tyrannie des désirs sexuels, engendrant l'intempérance et la lubricité,

accepte un recours modéré au plaisir sexuel sur le mode bisexué, surtout à l'intérieur du mariage hétérosexuel. On notera cependant le paradoxe d'un courant marginal et hérétique gnostique, qu'on retrouve aujourd'hui dans certaines sectes, qui encourage une sexualité débridée, mais pour mieux en éprouver la malfaisance métaphysique, avant que les individus, au comble du mal moral, ne soient transportés dans un autre monde de lumière et de pureté[79].

2. Les partenaires sexuels. Quel que soit le choix interprétatif, la sexualité est appréhendée comme une manifestation de l'amour (sous forme d'*éros* ou d'*agapè*). La jouissance solitaire, par masturbation, ne saurait donc être au mieux qu'un substitut de l'érotique interpersonnelle. Elle est souvent condamnée comme incitant au narcissisme pathogène ou à l'égocentrisme affectif et social. Mais la dramatisation de ses effets négatifs signale un puritanisme raidi qui n'a que peu de rapport avec la morale vraie[80]. Il reste que le plaisir sexuel naît généralement d'individus du même sexe ou de sexes différents. Si la copulation hétérosexuée est généralement la seule recommandée ou légitimée, parce qu'elle assure une descendance, la sexualité non reproductrice (du moins avant l'ère des procréations médicalement assistées) dans un cadre homosexuel (surtout masculin) peut être admise ou recommandée comme moyen de cultiver les plaisirs d'un amour bisexuel (norme qui a largement gagné le cinéma et la télévision en Occident). Chez les anciens Grecs, le mythe de l'androgyne, tout en valorisant la sexualité procréatrice, donne un sens mythique à l'attirance du même par le même[81]. Ces catégories de l'érotique grecque resurgissent de nos jours dans la dévaluation ou la condamnation de l'homosexualité, accusée de renforcer à travers la sexualité une quête identitaire, alors que la sexualité reproductrice conduit à une complémentarité sexuelle qui permet d'intérioriser le sens de la différence et de l'altérité. Si l'homosexualité a donc été considérée, souvent *mezzo voce*, comme une sexualité de compensation ou de substitution (dans le cas de situations à mono sexualité imposée, dans la prison ou l'armée, etc.), elle reste un amour physique entre humains adultes. La question se complique dès lors

79 Lacarrière, J., *Les gnostiques*, Paris, Albin Michel, 1994.
80 Voir Brenot, P., *Qu'est-ce que la sexologie ?*, Paris, Payot, 2012.
81 Libis, J., *Le mythe de l'androgyne*, Paris, Berg International, 1991.

que le partenaire sexuel n'est pas un adulte mûr. La pédérastie a été cultivée déjà dans certains milieux antiques, mais il s'agit plus souvent d'adolescents que d'enfants. Soumettre un jeune enfant impubère à des pratiques sexuelles, relève d'une violence que la seule recherche du plaisir unilatéral ne saurait justifier raisonnablement. La sexualité fait appel à des sensations, des émotions, un imaginaire à haute intensité, qui ne peuvent que déstabiliser ou détruire le psychisme d'un enfant. La zoophilie dissocie pour sa part l'activité érotique de toute relation avec un semblable, se prive de toute reconnaissance d'un autre, et réduit le partenaire animal à un pur objet mécanique. Le cas le plus délicat et spectaculaire réside cependant dans le tabou de l'inceste, qui n'a reçu de validation que dans le cadre de rituels religieux très délimités, par exemple pour consacrer comme être à part (sacré), un roi. L'interdit de l'inceste par son universalité s'enracine dans des couches archaïques du psychisme : d'abord dans un inconscient mythique qui l'associe à une culpabilité maximale, à une forme de relation dangereuse (destructrice de soi et du rapport à autrui par les rivalités qu'elle entraîne entre proches) ; dans un plan pré-moral ensuite dans la mesure où l'interdit sert peut-être quelque dessein évolutionniste de l'espèce humaine, en préservant la diversification génétique. Mais il devient éthique, et donc motivé, dès lors qu'on comprend que la sexualité incestueuse conduit effectivement à exacerber les affects d'amour et de haine, au point d'empêcher toute structuration identitaire et de développement de la liberté personnelle. Confondre affectivité familiale et sexualité c'est s'exposer à la décomposition même du lien familial, annihiler la reconnaissance de l'autre pour le soumettre à la toute-puissance du désir possessif. L'amour sexuel incestueux rend donc l'enfant esclave de son parent et l'empêche d'accéder à la liberté déjà difficile à atteindre du seul fait des irréductibles affects libidinaux (que la psychanalyse a débusqué).

3. Les formes orthodoxes. Quel que soit le partenaire, le plaisir de la stimulation sexuelle des organes et des corps peut-il être obtenu par tous les moyens ? La sexualité en tant que mode de relation d'amour d'un autre, hérite en ce sens des impératifs éthiques universels. Dans ce contexte la sexualité doit relever d'abord d'un consentement mutuel, d'une volonté libre, même tissée de désirs impulsifs, en tant qu'elle implique un désir réci-

proque. Toute sexualité violente, imposée unilatéralement, c'est-à-dire le viol, relève ainsi de la même condamnation que toute violence faite à autrui, entendue comme nuisance, tort causé ou mal imposé à autrui contre sa volonté. La recherche du plaisir sexuel doit préserver la liberté et la dignité du partenaire, sous peine de devenir précisément un acte injuste, coupable devant la loi morale et la loi juridique. La violence sexuelle admise par certains systèmes juridiques, machistes et phallocratiques, en général au détriment de la femme, heurte donc de front une exigence éthique largement revendiquée de nos jours. La pratique sexuelle sadomasochiste, qui érotise la violence elle-même exercée sur le corps, peut certes se comprendre parfois au nom d'un libre consentement, mais on peut se demander si la libre propriété du corps par chacun autorise à céder à une dégradation de soi, par instrumentalisation de la violence. L'éthique sexuelle de ce point de vue ne saurait déroger au respect de soi et à la dignité, transgressée chaque fois que l'on nie en soi le statut de personne au profit de celle de chose, d'objet de plaisir. La pratique de l'amour vénal montre quant à elle la difficulté à dégager un discours moral univoque : vieille comme le monde, la prostitution respecte en un sens la valeur de la liberté si elle se contente de monnayer un plaisir sexuel entre personnes libres. Elle passe par contre pour inacceptable moralement si l'acte vénal est commis dans une situation de violence indirecte (si la prostituée esclave d'un proxénète, ou condamnée à « louer » son corps par misère ou désespoir) ou si l'on fait du corps une expression inaliénable, même provisoirement, de la personne. Enfin la pratique sexuelle implique que l'on respecte autrui dans les conséquences qu'induit notre relation : le risque imposé de gestation non désirée d'un enfant et surtout la transmission de maladies voire de mort, par irresponsabilité (SIDA, MST). La recherche du plaisir sexuel doit rester consciente des risques éventuels, sous peine d'exposer l'amour physique à une faute morale, voire à un crime. Laisser un partenaire dans l'ignorance de ses risques pathogènes lorsqu'on se sait contaminé, relève en ce sens d'un homicide délibéré, au même titre qu'un empoisonnement. Enfin dernière question : est-il possible éthiquement de développer une sexualité polymorphe ? Si la sexualité ne saurait se réduire, sous peine d'un appauvrissement injustifiable, culturellement et psychiquement, à un pur coït reproductif, peut-elle se déployer de manière anomique ? La place de l'érotique buccale et anale reste sujet à controverses. Si la finalité de la sexualité est réduite à la visée reproductrice, seule la génitalité peut être admise. Si la sexualité implique dans une relation amoureuse libre une jouissance complète du corps, destinée à favoriser l'harmonie affective des partenaires, le polymorphisme sexuel ne saurait être refusé s'il reste au service d'un corps total et d'une relation librement consentie.

4. La finalité : ultimement l'éthique sexuelle doit se rapporter aux finalités de l'érotisme. L'usage des corps peut se justifier par une simple recherche de plaisirs partagés, sans autre engagement que l'expérience physique immédiate. La sexualité accompagne dès lors une vie libre où l'on change de partenaires au gré des caprices, des coups de foudre ou de stratégies de conquête (don juanisme), entraînant une instabilité psychique qui ne conduit pas forcément à la structuration d'une identité personnelle. À l'opposé on peut considérer la sexualité comme devant entrer dans un projet de vie conjugale, destiné à harmoniser un couple et à fonder une lignée, dans le cadre institutionnel d'une famille. L'idéal peut même être élevé jusqu'à exiger une fidélité totale à son conjoint durant toute une vie (engagement religieux du mariage). Entre les deux conceptions, la vie réelle fait la plupart du temps coexister une union sexuelle dans le cadre d'un couple légitime ou légal et des relations extra-conjugales éphémères (adultère selon la loi). Il est difficile d'uniformiser une formule éthique qui dépend en fait de la morale de vie qu'on se donne. Quelle que soit cette morale, plus ou moins alignée sur l'idéal de la vie d'un couple stable et indissoluble, l'éthique sexuelle invite à respecter avant tout les valeurs éthiques universelles, celles de la liberté, de la dignité et de la responsabilité qui seules constituent l'horizon de la construction de la personne, au sens donné dans notre civilisation. Par là, ladite morale sexuelle, loin d'ouvrir à quelque éthique particulière, se confond avec les catégories générales de la morale tout court. La sexualité comporte un registre d'affects et de gestes que la nature a ouvert sur une diversité d'usages, ce qui est la marque même de la liberté de l'espèce humaine, à charge seulement d'exprimer à travers sa diversité un respect pour l'humanité dont chaque homme a au fond de lui, lorsqu'il juge en son âme et conscience, une certaine

Idée normative. La sexologie loin de pouvoir prétendre à être une « technique » rencontre la complexité des manifestations de la sexualité[82].

82 Voir Folscheid, D., *Le sexe mécanique, la crise contemporaine de la sexualité*, Paris, La Table Ronde, 2002.

CHAPITRE 15

Atouts et sortilèges des médecines alternatives

La médecine occidentale a fondé son succès et ses progrès objectifs sur le recours à la rationalité expérimentale des sciences physiques, chimiques et biologiques, qui a permis d'élaborer des représentations anatomiques et physiologiques adéquates, des techniques d'observation et d'intervention capables d'accroître très sensiblement nos pouvoirs naturels (regard, toucher) et de fabriquer des remèdes, artificiels et spécialisés dans le traitement d'affections précises. Pourtant cette médecine dominante rencontre des limites, connaît des doutes, des échecs, et même des contestations de ses méthodes et de ses principes dans l'ordre du soin. L'heure est à la reconsidération des médecines alternatives, ou douces, ou parallèles, qui témoignent du besoin ou du désir de multiplier les thérapies sur fond d'une reconnaissance accrue de la complexité de l'être vivant. Et de fait, nombre des ces pratiques thérapeutiques, non réductibles aux postulats et méthodes biomédicales, connaissent des succès, soulagent, soignent voire guérissent. Comment comprendre que des malades puissent trouver dans des thérapies apparemment non conventionnelles, voire non scientifiques, des bienfaits, en compléments ou en substituts ? Avec quels présupposés peut-on admettre une pluralité de modes d'approches des pathologies et fonder une véritable polyclinique ? Il nous semble nécessaire de convoquer deux séries de réaménagements théoriques pour placer la compréhension du corps dans un autre système interprétatif :

1- d'une part, la biomédecine se donne comme fin d'identifier, de connaître et de manipuler un corps visible, immédiatement en surface ou médiatement par des moyens scopiques, qui relève des savoirs biologiques constitués depuis le début de la modernité. Ce corps est objectivable, décomposable en parties, en organes, tissus, cellules, etc., et les propriétés que l'on en dégage peuvent donner lieu à des expérimentations répétables. Mais le corps d'un patient est-il réductible à cette seule anatomie biomédicale ? On risque, en effet, d'oublier de la sorte que cette représentation scientifique du corps n'est qu'une construction, fondée sur des présupposés réductionnistes et mécanistes, qui n'excluent pas d'autres organisations systémiques. La médecine scientifique repose, en effet, sur une représentation du corps qui limite les systèmes et les flux observables et manipulables. On peut ainsi comparer l'atlas de la biomédecine à une carte géographique qui ferait apparaître les réseaux d'autoroutes et de voies ferrées, sur lesquels se produisent des flux et des perturbations. Mais on peut aussi rajouter, par exemple, sur la carte, le réseau des voies navigables ou des chemins de grande randonnée. Un certain nombre de médecines, non accréditées scientifiquement en Occident, procèdent ainsi en multipliant les niveaux de réalité et de causalité significatifs et présumés actifs dans la santé et la maladie, certes moins spectaculaires, moins macroscopiques, mais qui n'en sont pas moins des réalités éprouvées. Ainsi la médecine chinoise postule qu'il existe des réseaux de méridiens, des points de concentration d'énergie, etc., qui ne font pas disparaître les systèmes sanguins ou nerveux, mais qui les complètent et servent de niveaux d'explication et d'intervention supplémentaires, au point que certains processus et pathologies du corps n'apparaissant pas dans le système occidental se trouvent bien appréhendés et connus dans d'autres systèmes.

Néanmoins toute alternative médicale ne saurait être tenue pour crédible. Si l'on ajoutait à une carte géographique les pistes d'atterrissage d'OVNI, on serait en droit de tenir le cartographe pour fantaisiste. Un certain nombre d'alternatives médicales relèvent, sans doute, de telles inventions d'organes, de substances, d'entités imaginaires et constituent donc des impostures. Car il existe bien des charlatans tant dans leurs reconstructions étiologiques que dans leurs promesses thérapeutiques. Mais le critère qui permettrait de récuser la pratique alternative n'est pas aisé à formuler : si l'on accepte que le psychisme est impliqué dans une pathologie et une guérison, peut-on convoquer, par exemple, les rêves d'un patient comme appoint d'un diagnostic, voire comme allié d'une conduite thérapeutique ? Bien des médecines traditionnelles, et de nos jours surtout extra-européennes, ont validé de telles hypothèses, qui ne sont d'ailleurs pas exclues par l'OMS dans ses recommandations pour assurer une assistance à la santé de populations.

2- D'autre part, le corps, quelle que soit sa représentation, ne constitue jamais une totalité close, autarcique, mais se trouve associé chez les êtres humains à du psychisme. Celui-ci a été souvent pensé comme adjacent, comme d'une autre nature, pouvant tout au plus interférer partiellement avec la vie du corps, ce qui a donné naissance à la catégorie de maladies proprement « psychosomatiques ». Or cette dernière notion pose de nombreux problèmes et doit, sans doute, être soumise aussi à une profonde refonte épistémologique. D'abord, le rapport psychosomatique repose sur un découpage binaire, distinguant voire opposant le *soma* matériel et la *psyché* immatérielle ; or, d'anciennes traditions répandues dans toutes sortes de cultures se proposent à l'opposé une représentation ternaire de l'être humain, le corps étant distingué de l'esprit, instance d'états de conscience, sources de cognition, les deux étant séparées par le psychisme, ou âme, instance des affects et des images. On serait donc bien avisé de comprendre les processus de la santé et de la maladie dans un tel cadre renouvelé et complexe. Il en résulte, entre autres, que les états du corps peuvent être influencés voire modifiés par des états mentaux, des états de conscience modifiés, par exemple, qui agissent directement sur le somatique. Bien des cultures ont mis en relief ces pouvoirs de l'esprit sur le corps, indépendamment de l'affectivité ou de l'imagination. Certaines guérisons pourraient ainsi relever de cette action à distance entre l'esprit et le corps. Par ailleurs les états psychiques, dont la psychanalyse a largement dévoilé la logique et l'efficience, donnent lieu aussi à une spiritualisation, à une amplification par le biais de significations se prolongeant dans la conscience supérieure, dans la conduite langagière, etc. ; le pathologique se prolonge ainsi en pensées morales (qui font appréhender la maladie comme un mal dont on cherche un sens dans sa propre existence ou dans l'ordre du monde), voire métaphysiques, la maladie induisant ainsi une conscience d'un « être-au-monde » fini et mortel. Ces pensées qui prennent en charge la morbidité sont partie intégrante du sujet et peuvent interférer avec son individuation complexe. Enfin le psychisme en tant qu'instance de croyances et de symbolisation, doit être tenu pour une puissance de modification somatique, comme l'a attestée l'étude des symptômes organiques par la psychanalyse (dans l'hystérie, par exemple). Nos croyances sur la maladie et notre être-malade ne constituent pas seulement des représentations d'accompagnement de la vie du corps, mais sont à même d'agir à distance. La rationalité médicale a trop souvent consacré un seul modèle linéaire de causalité, rendant ainsi difficile l'action d'un plan psychique sur un plan physique. Or l'action à distance a même été retenue (dans le cas de l'éther dans les cosmologies pré-modernes), comme une modalité de production de phénomènes observables. Le transfert affectif du patient sur la personne médecin, le fantasme de la maladie, la conduite de verbalisation intersubjective, la croyance en des êtres invisibles, peuvent être ainsi dotés d'une capacité d'action sur le somatique, comme en témoignent les pratiques thérapeutiques magiques, d'envoûtement, de transe ou de possession par des êtres invisibles, etc. prépondérantes dans les médecines traditionnelles extra-européennes. Dans la médecine indienne ancienne, il était d'usage déjà de distinguer la médecine du couteau (chirurgie), celle des plantes (naturopathie) et celle de la parole (source de troubles ou de guérison organiques). Les croyances et les mots peuvent, en effet, dans certaines conditions psychoculturelles, avoir des effets néfastes (largement instrumentalisés par la magie, la sorcellerie, le chamanisme), ou conduire à des guérisons sans médiation de remèdes (obtenues par des rites de prières, propres aux milieux religieux). Il est admis dès lors que le corps n'est pas seulement une machine fermée sur elle-même, mais aussi un langage, un texte qui peut symboliser des significations immatérielles par des empreintes propres, et qu'il peut lui-même être réceptif aux effets de sens produit par le langage.

Il apparaît donc, au terme de ce renouvellement de la représentation de la totalité individuée, que la maladie comme la thérapie évoluent dans un environnement complexe, qui oblige à penser le sujet, sain ou malade, de manière holistique. Par là il faut entendre plusieurs choses. D'abord que l'individu est étagé sur plusieurs plans, qui ne sont pas seulement contigus (comme des perles d'un collier par juxtaposition), mais réellement connectés ensemble comme les anneaux entrelacés d'un bracelet. De plus, cette individualité complexe est elle-même insérée dans une histoire dynamique, qui lui fait connaître des stabilités homéostatiques, des dégradations entropiques et des processus créateurs d'émergence auto-poïétique. De plus, tout événement survenant à un tel être met en jeu une concomitance de plusieurs facteurs, au même titre qu'un accident d'avion survient lorsque coïncident un dysfonctionnement mécanique, une faute de pilotage et de mauvaises conditions météorologiques (facteurs environnementaux). La compréhension de la pathologie et la maîtrise de la thérapie traditionnelle ont toujours conduit à intégrer tous ces facteurs et niveaux de réalité pour les saisir dans la singularité d'un sujet, singularité biologique et biopsychique.

3- Il reste que la sensibilisation à ces savoirs alternatifs par rapport aux référentiels imposés par la biomédecine ne va pas de soi. La prise de conscience de cette révolution épistémologique et philosophique ne saurait relever d'une simple décision intellectuelle. Elle reste largement tributaire de prédispositions culturelles qui sont elles-mêmes favorisées par un certain imaginaire de la vie, de la médecine, de la santé et de la thérapie. De manière générale l'ouverture à ces médecines alternatives est profondément conditionnée, aujourd'hui comme hier, par des croyances, des interprétations de la nature, de la vie, du monde visible et invisible. Elles doivent leur réputation favorable et sans doute leur efficience attendue à des contextes culturels extra-médicaux qui en favorisent la perception. Le développement de ces médecines hétérodoxes tient sans doute au fait que la science du vivant ne dispose pas de toutes les données nécessaires et suffisantes pour rendre compte d'une souffrance, d'un mal-être, d'un mal organique et d'y remédier. Il devient donc tentant de chercher à élargir le volant d'hypothèses pour comprendre et agir. L'amélioration d'un état pathologique et l'éventuelle guérison ne résultent sans doute pas non plus toujours d'une pharmacopée issue des sciences physico-chimiques. Bien des guérisons restent énigmatiques et laissent donc la porte ouverte à des procédures extra scientifiques.

Les médecines traditionnelles ne se limitent pas généralement à une simple information sur leurs vertus propres mais s'entourent de valorisations secondaires qui contribuent à leur puissance sur les esprits et à leur retentissement sur les corps. Elles recourent ainsi en grande partie à la confiance dans la Nature, présentée parfois comme seule source de guérison, à des connotations sacrées et religieuses de leurs pratiques, qui facilitent l'adhésion à leur puissance thérapeutique, à l'exotisme des remèdes et procédures, qui séduit les esprits devenus sceptiques à l'égard de leur propre médecine, à des énergies non reconnues et pleines de mystères, qui flattent l'irrationnel, à l'ascendant de médecins guérisseurs, qui jouent d'effets charismatiques (gourous), etc. Autant de facteurs qui suscitent la confiance, l'adhésion et peut-être l'efficience, bien plus que l'image de la science, abstraite, quantitative, impersonnelle et souvent discréditée de nos jours du fait d'un ensemble d'effets négatifs, contre-productifs, voire pervers, parmi lesquels on met en avant généralement la violence des effets secondaires des traitements, l'inhospitalité des services des hôpitaux, les maladies nosocomiales, les inégalités d'accès aux soins, le déficit relationnel entre patient et médecin, etc.

Les états de santé et de maladie d'un être vivant ne sont donc pas intégralement maîtrisés par le savoir et le savoir-faire issus des sciences et techniques biomédicales. Mais faut-il pour autant accepter toutes les propositions des médecines alternatives ? Il convient d'abord de mesurer objectivement la part de bénéfices réels d'une médecine, certaines étant réellement inefficientes (médicament-miracles contre le cancer) voire nuisibles et nocives. Il importe aussi de se méfier de toute pratique médicale qui excède la finalité thérapeutique : aliéner la liberté d'un patient dans une communauté sectaire en lui faisant miroiter une santé parfaite et un bonheur idéal, promettre un salut spirituel en plus de la guérison organique, faire partager une philosophie incluant cosmologie et morale en lieu et place d'une maîtrise du vivant, constituent des excès, abus, déviances, qui se servent de la pratique médicale pour poursuivre d'autres fins, injustifiables raisonnablement. Enfin, propager une médecine alternative en discréditant de manière irrationnelle la science médicale, par amalgame et rumeurs malveillantes, constitue un mensonge et une imposture, car nier l'apport de la médecine scientifique à la santé de l'humanité est une contrevérité indiscutable. Autant le dogmatisme et le scientisme de certains partisans de la seule médecine scientifique, qui veulent invalider toute autre approche (défiance actuelle envers l'homéopathie), constitue une arrogance irrespectueuse de l'angoisse et de la curiosité des patients qui souffrent, autant la position inverse, qui veut promouvoir une médecine miraculeuse contre la médecine scientifique est une erreur factuelle et une faute morale, parce qu'elle est un déni de la raison.

La médecine scientifique, qui est loin d'être omnisciente ni omnipotente, gagne donc à dialoguer avec des voies médicales alternatives, qui peuvent nous révéler d'autres facettes de la complexité de l'homme et de la vie. Mais on ne saurait oublier qu'il s'agit souvent moins de contrer la médecine scientifique que d'en limiter les prétentions ou certains usages. La médecine conventionnelle de nos sociétés est moins à contourner qu'à domestiquer. Elle doit par elle-même apprendre ses limites, encourager aussi une certaine démédicalisation, en évitant de tout attendre de ses pouvoirs technologiques – fort onéreux en plus – et surtout accompagner une certaine automédication, qui passe par l'autocontrôle et l'autorégulation par chacun de sa vie, pour limiter le recours à la médecine scientifique pour une pathologie sévère, qui nécessite le recours à un tiers savant.

PARTIE 6

La mort et les limites du pouvoir médical

La médecine comme art de maintien de la vie en bonne santé, avant ou après une maladie, peut progresser, s'affiner, gagner en efficacité et humanité, elle reste exposée à une limite consubstantielle à la vie, la mort. Vieillir et mourir sont des fins naturelles de tout vivant, mais restent de plus en plus sous le regard de la médecine. La médecine, du fait du vieillissement de la population a même instauré une science, la gérontologie, et même pour l'être mort, la médecine légale. Cette médicalisation de la fin de vie, constitue un des derniers défis de ses savoirs et pouvoirs et en même temps son échec. Il faut donc inventer un art paradoxal de la puissance de conduire chacun jusqu'au bout de la vie le mieux possible tout en accompagnant, au prix d'une impuissance à maîtriser le vivant, jusqu'à la mort. Comment retrouver dans la mortalité une expérience existentielle fondatrice de la vie, transmise et partagée par et avec les autres, sur fond de croyances et de rites culturels ? La médecine repasse ainsi le témoin à un imaginaire de la mort, qui transmue les interventions de sauvetage d'un vivant en prélude à un salut immatériel d'un mort.

CHAPITRE 16

La mort : une frontière à dépasser ou un seuil à franchir ?

La médecine se définit traditionnellement comme une technique de remédiation à la pathologie de la vie et non comme une maîtrise de la mort. La mort constitue à la fois l'horizon de tout acte médical, en ce qu'il cherche à la repousser, à la retarder, mais aussi ce qui se tient en dehors de son champ, puisqu'elle ne peut jusqu'à nouvel ordre rien sur elle. Car la morbidité n'est pas la mortalité, et en tant que telle la médecine n'est pas une thanatopraxie. Pourtant savoirs et pouvoirs contemporains de la médecine n'hésitent plus à réintégrer la mort individuelle dans leurs préoccupation et arsenaux techniques. Bien plus la mort finit par être non seulement une maladie qu'on peut combattre mais une imperfection qu'on peut vaincre par une maîtrise des processus de la vie. Ce discours sur la mort, ce traitement de la mort ne deviendraient-ils pas les symptômes les plus spectaculaires des nouveaux moyens et fins de la médecine ? La place et la représentation de la mort, les pratiques biomédicales qu'elles induisent ne constituent-elles pas le miroir agrandissant des succès et des illusions de la médecine technocratique ? Mais à la lumière de ces nouvelles utopies médicales, la médecine ne se verra-t-elle pas appelée à reprendre en charge la mort autrement que par le passé ?

1 | L'annulation biologique de la mort

La représentation médicale de la mort s'est trouvée modifiée par les approches récentes engagées par les sciences du vivant. Longtemps associée à un événement surnaturel (volonté divine), puis restreinte à un effet du vieillissement inéluctable du corps, la mort se présentait jusqu'à peu comme le signe de la plus haute impuissance de l'homme et comme un phénomène incontrôlable et imprévisible (sentiment que le caractère accidentel de certaines morts renforçait). Les investigations biologiques récentes ont permis au contraire de progresser dans sa rationalisation et dans son instrumentalisation et donc de modifier sa maîtrise.

Les progrès de la connaissance des mécanismes biologiques et surtout des techniques chirurgicales et de réanimation ont incontestablement permis de diminuer l'impuissance des hommes devant les atteintes traumatisantes mettant la vie en danger. La médecine parvient aujourd'hui à sauver des vies qui étaient condamnées autrefois par la nature à inverser le caractère inéluctable de certaines blessures ou pathologies. La mort n'est plus un processus spontané de la nature vivante car elle survient de plus en plus souvent après des interventions spectaculaires qui ont différé, parfois pour de longues périodes, le décès d'un patient. Cette lutte contre la mort reste d'ailleurs conforme aux finalités médicales, qui est bien de corriger le vivant lorsqu'il est accidentellement affaibli, diminué ou menacé dans son intégrité. Sauver de la mort n'est pas s'opposer à elle dans son principe mais uniquement dans son calendrier et ses formes. La médecine ne fait alors qu'intervenir sur des organes détériorés ou des fonctions déréglées, en utilisant sa science pour compenser un corps lésé qui ne peut s'auto réparer. L'intervention de l'artifice porte sur les accidents pathogènes qui entraînent une mort prochaine et non sur la mortalité elle-même. Le seul problème pratique vient dès lors de l'adaptation du moyen à la fin. Autant il faut tout faire pour ramener un être à la vie, autant maintenir un corps cliniquement mort en survie artificielle pose des problèmes de conscience redoutables. La question de l'acharnement thérapeutique constitue de fait un lourd cas de conscience, qui n'obéit à aucune règle infaillible ni généralisable. Il vient un moment où le médecin lui-même doit accepter la mort, signant par là un échec de la thérapie, mais qui ne saurait passer ni pour une erreur ni pour une faute médicale. Mais la ligne de crête est étroite : espérer trop en la survie peut entraîner des performances déshumanisantes, sources d'illusions, mais désespérer trop vite risque de n'être que cynisme voire crime. En toutes ces circonstances donc, la mort peut être déjouée mais non déniée. Améliorer les chances de survie est une fin humaine de la médecine qui ne touche en rien à la nature et à la signification de la mort.

Le contexte change du tout au tout lorsque la médecine, encouragée par les sciences de la vie, veut maîtriser non l'avant-mort mais la mort elle-même. Pour les sciences biologiques contemporaines, la mort n'est plus le terme naturel d'une évolution, qui se produirait par suite d'une dégradation, d'une usure du corps mais une information inhérente aux mécanismes du vivant qui la programment quasiment dès le début de la vie. D'ailleurs n'est-elle pas aujourd'hui pensée comme un mécanisme fonctionnel autorégulateur de la vie, voire comme une condition du développement et de la croissance du vivant ? À l'échelle cellulaire, se produisent des quantités de petites morts qui sont l'équivalent de processus inhibiteurs et adaptatifs, destinés à laisser place à d'autres mécanismes d'émergence (l'apoptose). La génétique perce de fait de mieux en mieux la logique des informations physico-chimiques qui permettent d'inférer que les accidents apparents du corps résultent en fait du déroulement aveugle, nécessaire de programmes de comportements naturels. La mort n'est plus la conséquence d'une causalité externe mais une séquence inscrite dans les déterminations du vivant.

Il n'est donc pas étonnant que cette biologisation finisse par assimiler la mort à un effet physique contingent, qu'il appartient à l'homme de corriger comme on peut améliorer tous les cas d'imperfection ou de dysfonctionnement de la nature vivante. À l'échelle du patrimoine génétique, donc de l'architecture microscopique, rien n'interdit donc de penser que l'on pourrait modifier les programmes de la vie pour décaler l'événement létal, voire pour l'éviter et l'annihiler. L'immortalité devient bien un rêve de la thérapie génique, après avoir été un archétype des mythologies. La démiurgie médicale ne recule donc plus devant l'objectif de transformer la vie, dont la mort constituerait une malfaçon, un raté de la nature jusqu'à ce qu'on parvienne à la supprimer elle-même. Ainsi donnerait-on a posteriori raison à ces esprits optimistes qui depuis des décennies rêvent de conserver leur corps jusqu'à ce que la science parvienne à les faire revivre. La conservation de l'ADN des animaux morts depuis la préhistoire donne même à espérer qu'on pourra reconstituer des espèces disparues. Pourquoi ne parviendrait-on donc pas non seulement à éterniser les vivants actuels mais à ressusciter les morts, en leur redonnant leurs chairs et leurs os, ce qui surpasse à coup sûr les promesses des religions eschatologiques qui ne promettent qu'une résurrection du corps glorieux !

La mort ainsi localisée, maîtrisée, réduite, anéantie biologiquement reste pour l'instant un projet, certes crédible mais encore irréalisable. Dans ce climat de surenchère techniciste et progressiste, rien n'oblige cependant à continuer à accepter aujourd'hui encore les souffrances et handicaps qui la précèdent. Puisqu'on ne peut encore agir sur son irruption, agissons au moins sur son déroulement. L'agonie apparaît ainsi de plus en plus comme une séquence inutile, dénuée de sens, dont la suppression par des techniques médicalisées servirait au moins d'attente à son éradication complète, prochaine ou future. Ainsi se développe une idéologie de la fin de vie maîtrisée qui à défaut d'être abolie doit au moins gagner en rapidité et propreté. Il ne s'agit plus de mourir apaisé par l'atténuation de la douleur, mais de mourir sur le champ, sur commande. Mourir selon son bon vouloir ou son désir profond n'est plus un choix individuel, laissé à l'initiative privée. Le suicide bricolé et souvent raté doit devenir une opération efficace que la pharmacie et la médecine doivent aider, piloter, voire accomplir. Ainsi assiste-t-on à la naissance de prescriptions et d'actes « médicaux » où la compétence est utilisée non plus pour combattre en faveur de la vie, mais pour l'annihiler. Ainsi l'euthanasie active devient un nouveau champ d'action du savoir-faire de certains médecins. Il s'agit par là de réduire la médecine à une pure technique mise au service d'un présumé désir de l'homme qui ne souhaite plus prolonger sa vie. Et s'il faut vraiment un mobile éthique pour justifier l'acte d'ôter la vie, on pourra toujours soutenir qu'il s'agit d'un devoir de bienfaisance puisqu'on soulage un homme malade ou souffrant. La médecine encore impuissante à immortaliser l'homme cherche donc au moins à économiser les maux en accélérant leur disparition pour une conscience. Dans ce contexte, abréger la vie devient donc un acte analogue à la thérapie, puisqu'on met un savoir et un savoir-faire au service de la disparition d'un symptôme négatif. La mort se voit donc vraiment médicalisée, à cette différence près que le « malade », une fois décédé ne risque plus de succomber à de nouvelles maladies. Le malade est donc vraiment guéri définitivement, immunisé à jamais contre des pathologies.

2 | Médicalisation de la mort et dénaturation de l'homme

De telles perspectives et pratiques ne transforment pas seulement notre maîtrise de la mort physique mais risquent en fait de conduire à une véritable transformation de la condition de l'homme. Certes les sciences et techniques biomédicales ont préalablement elles-mêmes changé de nature. Durant des siècles elles n'ont eu comme seul objectif que de remédier à la nature vivante déficiente afin de permettre à l'homme de vivre sa vie d'homme dans un corps imparfait, fragile, souffrant. Si le rêve d'une amélioration du corps, qui ne fait que matérialiser un désir de perfectionnement inscrit dans l'esprit de l'homme, a pu conduire parfois à des projets d'immortalisation (Descartes le formule explicitement déjà dans son « Discours de la méthode »), rien ne permettait vraiment de remplacer l'amélioration par une « renaturation » biologique. Le vertige né des sciences biomédicales contemporaines tient à ce qu'elles parviennent non plus à compenser ou perfectionner mais à transformer les caractéristiques spécifiques du vivant. Après la phase de la maîtrise, à très court terme, du patrimoine génétique à la naissance, l'ultime signe de la recréation de la nature du vivant va résider dans la transmutation de la mort. Celle-ci se trouve ainsi ramenée à une information erronée que l'on pourrait corriger par libre décret.

Une double révolution est donc en train de se dérouler sous nos yeux : en un premier temps, la mort comme extinction de la vie du corps peut être traitée selon des techniques de pointe, qui se ramènent dans le fond à une disparition efficace, prompte et indolore de la vie. On doit pouvoir mourir sur commande, instantanément, paisiblement comme on débranche une machine de son alimentation électrique. Ce qui n'était qu'un possible de la volonté privée, dans le suicide réussi, devient ainsi une possibilité institutionnalisée d'un service social (quand certains ne l'envisagent pas déjà comme une obligation pour décharger la société du poids de ses fardeaux !). En se prêtant à cet accompagnement d'une mort volontaire et douce, inodore et sans saveur, la médecine pousse dans ses ultimes retranchements son idéal d'efficacité. Si la mort avec sa souffrance et son agonie est considérée comme une maladie et une maladie seulement, la guérison rapide dans le meurtre légal devient un succès de l'artisan qui se la donne pour fin.

En un deuxième temps, il s'agira, on l'a noté, de dissoudre la mort elle-même, en l'éliminant biogénétiquement. Que cette fin soit d'ores et déjà considérée comme réaliste ou qu'elle se révèle un jour comme asymptotique aux « progrès » de la biomédecine, ne change rien. L'homme se donne bien comme fin d'éliminer la cause principale de ses maux, en faisant disparaître l'obstacle majeur à la bonne conservation de la vie. La médecine alliée à un transhumanisme médiatisé aura dès lors réussi à créer une vie sans mort, donc un mutant, doté à présent d'une nature immortelle. La machine du vivant, considérée comme déficiente et imparfaite, sera devenue l'égal d'une machine immuable, inusable, automate parfait qui se maintient en vie à la manière d'un mécanisme cybernétique sans panne.

Dans ces deux visées, on aura gagné incontestablement un corps nouveau : mortel encore, mais sans souffrance, immortel ensuite, pareil aux hommes de l'Âge d'or, immunisés contre la mort, ce qui constitue sans doute une des images fantasmatiques les plus archaïques du bonheur parfait. Mais ce double résultat, obtenu par étapes, est porteur d'une véritable révolution culturelle d'abord, métaphysique ensuite. D'abord la médecine n'est plus un art dévoué à la conservation de la vie telle qu'elle nous est donnée, mais est vraiment adonnée à la mort. Du point de vue des actes, le médecin ne sert plus la vie mais donne la mort. Du point de vue des fins, la médecine n'œuvre plus à l'intérieur d'une vie pour la mort mais fait de la mort un mal à combattre. Mais cette double naturalisation de la mort n'entraîne-t-elle pas à vrai dire une perte originaire du sens même de la vie ? Certes toute médecine provoque toujours un effet de sens sur la représentation même que nous avons de notre vie. Soulager un mal, atténuer ou faire disparaître une souffrance modifie la perception de notre condition en substituant à la diminution du rayon d'action de notre existence une vie restaurée, dotée à nouveau du volant de manœuvre de l'existence. Mais en se donnant pour fin de supprimer l'angoisse de la mort, voire en l'évinçant de notre conscience de vivant, la médecine risque cette fois de changer les conditions même de notre appréhension de la vie. Car la mort n'est pas seulement un accident de corps, elle est ce par quoi nous nous définissons comme personne humaine. En ce sens la maîtrise instrumentale de la mort risque de bouleverser la conscience métaphysique de l'homme. Car mourir n'est pas seulement la fin de notre vie. Elle constitue l'horizon à partir duquel nous pouvons construire une vie finie, effectuer des choix entre des possibles, opter entre des urgences qui deviennent des valeurs. Sans la perspective de la mort, la vie risque d'être privée de la forme de la finitude par rapport à laquelle nous avons à être homme.

3 | Le sens non objectivable de la mort

Tel est bien effet ce que la pensée philosophique contemporaine (de M. Heidegger à G. Marcel) donne à penser de la mort, aux antipodes de tous les prométhéismes techniques. Consciente du tragique de l'histoire et des vaines tentatives des trompe-l'œil existentiels, située au cœur de la crise moderne d'un homme désorienté par l'absence de sens, mais placée audelà des savoirs descriptifs des sciences, la philosophie contemporaine nous incite à mieux penser l'existence, exposée à la fragilité essentielle conférée par la mort. En nous faisant penser à la mort, plus que la mort, mais en la pensant pour ellemême, et non pour la convertir ou la dissoudre, l'instrumentaliser ou l'esthétiser, les philosophes contemporains de l'existence nous aident à mettre au jour la véritable nature de l'existence finie. En évitant l'attrait de la seule objectivité scientifique aussi bien que le réconfort des convictions de la foi religieuse, la philosophie de l'existence peut se distinguer précisément par le sens qu'elle donne à son propre échec, reconnu et accepté, d'englober la mort dans une intelligibilité totalisante ou de l'évacuer par des techniques. En opérant un retour réflexif sur l'événement le plus rebelle aux séductions de la rationalisation, le philosophe peut dessiner la carte de la finitude ontologique, avec ses échelles et ses orientations, ses distances et ses reliefs. Car la mort est bien en fin de compte, à la fois l'horizon du paysage humain et son centre de perspective, elle est à voir comme elle sert à voir, elle est à la fois l'œil et ce que l'œil voit. Les philosophes de l'existence ont su nous rendre sensibles à deux principes indépassables, dont les conséquences sont encore loin d'être épuisées : d'abord que l'on ne peut penser l'homme, le sujet humain, sans en faire un sujet-pour-la-mort, c'est-à-dire sans faire de la mort, non pas tellement la fin de l'existence, ou ce qui la rend possible comme telle, que ce en quoi elle s'origine. Ensuite qu'on ne peut pas penser l'événement qu'est toute mort comme un objet, comme quelque chose qui se donnerait en représentation. À ce double titre, il apparaît donc que la mort échappe à l'objectivité et à l'instrumentation, à laquelle on a tendance à ramener tout ce qui nous constitue la nature sensible. En un sens, nous ne pouvons penser la mort comme nous pouvons connaître la nature ou l'histoire, qui se dévoilent comme données constituées, alors que la mort est constitutive de notre être. À la limite même, on ne peut réfléchir ni agir sur la mort, comme l'on revient par l'esprit sur un fait accompli ou qu'on modifie un objet fabriqué. Tout au plus faudrait-il dire qu'on peut penser avec la mort, comme l'on dit que l'on dialogue ou que l'on compose avec quelqu'un. La mort n'est pas un objet manipulable, mais elle n'est pas non plus dans le sujet lui-même, comme une maladie est dans le corps puisqu'elle se présenterait plutôt comme le double de moi-même, comme mon ombre. Compagne ou compagnon de route selon les mythes ou les poètes, la mort est ce mélange de quelque chose et de quelqu'un, à la fois intérieure à mon histoire, et en même temps toujours extérieure et hors de portée. Autrement dit, avec elle, l'homme ne peut plus seulement – comme l'a si bien formulé G. Marcel – convertir une question en problème, mais se voit contraint de laisser pénétrer son sens du problème, par un sens du Mystère, étranger à toute connaissance et toute technique. C'est peut-être en cela que consiste l'aveu propre de la philosophie quand elle veut penser avec la mort. Car ainsi situé, l'homme évite aussi bien l'errance de l'absurde, que l'attraction irrésistible d'une lumière trop aveuglante. En haussant ainsi la mort au rang de Mystère fondamental et fondateur, le philosophe la dévoile dans sa double nature, à la fois Tout et Rien. Elle est bien le Tout dans lequel tout instant et toute forme de ma vie sont englobés parce que la vie et la pensée ne se définissent que par elle, même si c'est souvent contre elle (au sens où le biologiste dira par exemple que la vie est l'ensemble des forces qui résistent à la mort). Mais elle est aussi le Rien, parce que nous ne pouvons mettre la main sur elle, nous ne pouvons rien trouver en elle qui la rende manipulable, rien qui puisse faire l'objet d'une dissection ou manipulation. Impalpable, fuyante, la mort ne tient finalement à rien, car nous ne pouvons en saisir, en retenir aucune substance. En livrant ainsi la clé du mystère de l'existence, la mort constitue le point de départ aussi bien que l'écueil suprême de toute démarche philosophique, scientifique et technique. Car elle est le signe que tout homme rencontre toujours et partout une surabondance d'être, une transcendance irréductible à l'ordre fini de la pensée, des concepts comme des mots. Elle sert ainsi de rappel à l'humilité pour tous ceux qui voudraient alléger trop rapidement les questions existentielles du poids des images et des affects, et elle nous rappelle la valeur du silence qui parfois représente la plus haute éloquence de l'âme.

4 | La médecine entre sauvetage et salut

En changeant donc les conditions mêmes de l'existence mortelle, soit en nous faisant faire l'économie bouleversante de notre mort, soit en la rayant du monde même de notre vie, même si c'est une perspective qui se rattache encore à la science-fiction, la médecine de maîtrise du vivant risque de s'engager dans une voie purement déshumanisante qui remet en cause l'être même de l'homme, dans son rapport originaire à la mort. En se laissant griser par de tels pouvoirs elle ne peut que tourner le dos à la situation immémoriale où la mort fait partie intégrante du destin commun des hommes. La question se pose donc : dans une telle fuite en avant, que restera-t-il encore à faire pour la médecine ? Plutôt que de se focaliser sur la mort, ne conviendrait-il pas qu'elle se tourne d'abord vers le mourant, dont la mort se voit précisément de plus en plus abrogée à mesure qu'elle est abrégée ? Car la mort a bien fini par devenir pour la société comme pour la médecine une réalité obscène, dont elle se détourne pudiquement, puisqu'elle signe son impuissance actuelle, ou dont elle ne veut prendre en charge le résultat qu'à travers son langage et ses pratiques objectivantes.

La médecine est d'ailleurs en train de balancer entre deux attitudes extrêmes également redoutables. La première la conduit, au nom de son savoir arrogant, à sa prédiction froide. Combien de témoignages ne connaissons-nous pas de cette suffisance pseudo-savante qui autorise tel ou tel médecin à annoncer à son patient qu'il n'a plus que tant de semaines ou mois à vivre. Combien d'erreurs aussi dans ces pronostics hasardeux et inconscients, qui condamnent réellement à mort la victime. Comme si tout malade n'avait pas aussi ses stratégies somatiques ou psychiques pour contourner le fatal pronostic ! Car la vie reste mystérieuse et a plus d'un tour dans son sac pour déjouer les attentes de l'inéluctable. Comment le médecin pourrait-il ignorer qu'un malade n'est précisément pas réductible à une machine dont on peut calculer à l'avance, selon des lois naturelles, son usure certaine et continue ! Rien n'autorise donc la médecine à participer à cette mort annoncée. Triomphe d'un certain scientisme qui préjuge de la simplicité mécanique de la nature. Cette attitude est d'autant plus inhumaine et prétentieuse, condamnant ainsi les malades à l'avance, que la médecine finit par s'absenter généralement de cette mort annoncée, laissant ainsi l'agonisant à sa terrible solitude, rendu à ses proches quand ils daignent s'en soucier. N'est-ce pas précisément au nom de sa science prétendue, réservée au soin, que le médecin se détourne souvent si arrogamment des mourants ? Comme si la médecine qui veut triompher de la mort ne savait précisément pas la regarder en face, comme ce qui constitue malgré tout son horizon.

La médecine se trouve donc bien à la croisée des chemins qui l'obligent à se confronter comme jamais à la mort. Deux voies se présentent en effet devant elle. D'abord, si elle opte résolument, par suffisance technocratique, pour un combat contre la mort, en mettant tout son savoir et savoir-faire à la faire régresser et disparaître, elle ne peut renoncer impunément à assumer alors les implications de ses options. Car on ne saurait minimiser les enjeux qui ne sont plus seulement techniques mais éthiques et métaphysiques. Il appartient alors à la médecine d'engager une réflexion urgente sur les fondements mêmes de ses choix qui ne relèvent plus seulement d'une quelconque déontologie, mais mettent en cause la conception même de la vie. Il y a va de la condition de l'homme et de l'essence même de la médecine. Indépendamment de ces interpellations fondamentales, qui obligent la médecine à tirer au clair ses finalités nouvelles, il reste dans l'immédiat à prendre la mesure des conséquences de ses nouvelles maîtrises et de ses nouvelles pratiques, en particulier euthanasiques. Il y va là encore de la morale, que la médecine ne peut évincer sous prétexte de ses réussites techniques. Appartient-il vraiment au médecin de collaborer à des œuvres de mort, même avec l'assentiment d'un patient ? La question n'est sans doute pas soluble dans le sophisme mauvais qui consiste à se justifier par un devoir de compassion.

À l'opposé, si elle accepte de s'en tenir à l'exercice traditionnel de remédiation, il lui reste alors l'immense question de la détresse humaine face à la mort, encore exacerbée dans nos sociétés de jouissance à qui la médecine promet d'ailleurs de manière hasardeuse un supplément de bien-être et de confort. L'homme, avec ou sans le secours de la médecine, reste en effet toujours seul face à la mort. Et notre civilisation qui a déjà une tendance croissante à se passer des espérances religieuses ne dispose plus guère de pratiques et d'institutions qui permettent d'accompagner l'homme sur ses dernières rives. Il est donc d'une urgence extrême pour la médecine de statuer sur ces démarches récentes que sont les soins palliatifs et d'accompagnement aux mourants. On peut certes estimer que cette tache ne relève plus de la médecine qui serait limitée aux seules techniques de soin efficaces. Mais n'est-elle pas la mieux lotie et préparée pour organiser, structurer voire pratiquer ces gestes et paroles qui permettent d'atténuer la souffrance physique et morale de celui qui sent la mort proche ? Autrement dit, la médecine ne pourra échapper plus longtemps à la question de sa politique, non plus sanitaire mais psychologique et morale pour les mourants. Il est donc à souhaiter que la médecine modifie effectivement aujourd'hui ses missions, en ne prenant pas seulement soin des vivants mais en prenant soin aussi des mourants, qui ne sont plus seulement des malades, mais des êtres en fin de vie. Soit elle s'oriente vers une déshumanisation accrue, en mettant ses pouvoirs et ses savoirs au seul service d'une dissolution de la mort, ramenée à une propriété modifiable de la vie, soit elle s'engage dans une nouvelle humanisation non seulement des soins, mais de l'arrêt même des soins. La mort apparaîtra alors de nouveau non plus comme une limite à transgresser voire à effacer mais comme un seuil existentiel à franchir. Le médecin ne peut plus seulement sauver des êtres en les faisant échapper à la mort, mais doit préparer leur sortie hors de la vie. La médecine aurait donc à inventer une vocation nouvelle, entre le sauvetage et le salut. Qu'on croie à la mort comme fin dernière de toute vie, ou qu'on croie à un au-delà de cette vie, il reste toujours à affronter la mort. Ce serait le courage et la vertu de la médecine non technocratique de prendre le relai d'une perte de la culture de la mort, en participant par son expérience même de la souffrance, à cette préparation à la mort, qui reste aujourd'hui encore, et peut-être pour longtemps ou pour toujours, le point d'arrivée de toute vie, saine ou malade. La mort ne serait dès lors plus ce qui brise la vie humaine, mais ce qui lui apporte un horizon de sens. Et la médecine, loin de s'assécher dans des rêves techniques, renouerait ainsi avec la sagesse.

CHAPITRE 17

Rituels symboliques de la mort

L'événement de la mort comme cessation de vie, décomposition du corps et disparition de l'identité physique, provoque depuis le début de l'hominisation une intense activité psychique pour prendre en charge l'événement, ses phases traumatisantes, voire répugnantes, sur le plan émotionnel, et la mémoire du trépassé. Changement impressionnant et rapide, le décès mobilise l'imaginaire pour prendre en charge la disparition d'un être, aussi bien en imaginant par anticipation et simulation une pérennité invisible, au-delà de la décomposition du corps qu'en incitant à cultiver, voire à inventer, des souvenirs. La mort est donc la matrice première, sans doute la plus ancienne, de toute mythologisation qui commence peut-être moins par l'origine et la fin du monde que par une quête de sens devant la mort (en tant que limitation de la vie) et surtout par une quête de consolation et d'espérance en un autre cycle de vie, qui permette de faire de la disparition non une annihilation mais une transformation d'un plan onto-cosmologique en un autre. La plupart des récits mythiques, intégrés dans les religions, visent précisément à donner sens à la mort et espoir en une survie. Ces discours, récits, croyances loin de nourrir seulement des paroles et des textes, débouchent sur des gestuelles, rituels et cérémonies, conçus comme des mises en scène, des matérialisations de symboles, des théâtralisations d'histoires. Ils entourent la cessation de vie d'une scénarisation spatiale et temporelle qui déborde largement sur les vivants en leur fournissant un imaginaire symbolique. Loin d'inspirer un simple rite mortuaire, destiné à accompagner la séquence de la disparition et de l'exil d'un corps, l'imaginaire de la mort (si utile à connaître pour une médecine humaniste) permet d'inventer d'innombrables signes, symboles, cérémonies qui assurent les échanges entre les vivants et les morts et entre les vivants, avec une force et un impact sans concurrence.

Il n'est donc étonnant que l'anthropologie culturelle des rites de mort nous confronte à un grand nombre d'invariants sur fond de variations régionales, conformément aux acquis de l'anthropologie de l'imaginaire (G. Durand, C. G. Jung, M. Eliade, etc.), qui a mis au jour des structures récurrentes et des variations pour toute symbolisation, de la mort entre autres.

1 | Espaces et temps de la mort

La représentation de la mort, telle que les imaginaires culturels et religieux la façonnent à travers l'histoire, montre qu'elle n'est jamais réellement appréhendée comme l'opposé de la vie. Si mourir est bien l'opposé antithétique de vivre, sur le plan conceptuel et logique, il devient universellement dans l'imaginaire de l'humanité un simple « passage » d'une vie à une autre, dont il faut inventer l'ensemble des visages et histoires qui ne peuvent cependant jamais être corroborés ni expérimentés directement. L'invention d'une nouvelle topographie de l'au-delà (ciel, enfers, paradis sous terre ou supra-céleste) est sans doute une des fonctions les plus fécondes de l'imagination humaine, comme l'atteste le besoin de représenter l'ailleurs ou le futur, même lorsque la croyance religieuse dans un monde des morts a disparu (utopie, récit de voyages merveilleux, etc.). Cette irrésistible mythologisation de l'invisible contraste cependant, dans le cas de la mort, avec une expérience préliminaire, dramatique, celle de l'expiration, de la corruption, de la putréfaction, de la disparition-destruction du cadavre sous terre, dans le feu ou sous l'eau. Quel contraste émotionnel, affectif, entre le bouleversement de la mort, surtout accidentelle et imprévue, et le caractère solennel, rassurant, des rites et la majesté des récits des voyages *post-mortem*. Comme si l'imaginaire des gestes et des récits servait précisément à canaliser les émotions douloureuses, à les prendre en charge et à les faire partager par la communauté ou la société, faisant ainsi œuvre de consolation voire de thérapie. Il est donc difficile de séparer les rites et mythes de la mort de leur dimension pragmatique, car ils sont sans doute moins motivés par des besoins cognitifs ou des valorisations esthétiques, que par le besoin, *in situ, hic et nunc*, de soulager, consoler, guérir et redonner aux vivants une confiance et une vitalité pour persévérer dans l'existence.

Cette fonction parénétique d'encouragement à vivre et de consolation de la tristesse propre à la mise en scène des funérailles et des commémorations atteint cependant des niveaux d'élaboration et d'institutionnalisation variables selon la typologie de la mort et surtout celle du mort lui-même. L'imaginaire rituel varie selon qu'il s'agit d'une mort naturelle, prévue, préparée, et d'une mort accidentelle, imprévue, selon qu'elle est involontaire ou dans de rares cas volontaire (suicide, immolation), qu'elle a lieu en temps de paix ou de guerre. Mais surtout l'institutionnalisation sociale varie selon que la mort est celle d'un individu ordinaire, ou celle d'un être d'exception, incarnant des fonctions éminentes et détenteur présumé de prérogatives ou de pouvoirs supérieurs (Roi, empereur, prêtre). Ainsi se développe tout un ensemble de protocoles, plus ou moins sophistiqués, même à l'intérieur de la même mythologie cosmologique et eschatologique. Toute société offre un spectre diversifié de rituels, pauvres ou riches, modestes ou somptuaires, courts ou longs, qui dessinent un grand livre des funérailles, véritable matrice prolifique et protéiforme de mises en scène d'imaginaires.

Prendre en charge un être mort convoque en fait l'imaginaire sur deux plans, spatial et temporel :

- les espaces de la mort, de la conservation du mort, des obsèques, de la localisation de la dépouille, obéissent à une véritable cartographie funéraire plus ou moins matérialisée, institutionnalisée dans l'espace public (salle ou bâtiment de soin ou d'exposition, temple-église, cimetière, etc.), même si dans nos sociétés modernes, désacralisées et laïcisées, ce marquage symbolique de l'espace tend à disparaître ou à se replier dans des marges ou des espaces intimes. L'imaginaire de la mort est même un puissant ressort de l'émergence d'espaces sacralisés, différenciés, protégés, qui font des morts de puissants instituteurs et gardiens de l'ordre des vivants par leur présence et leur occupation de l'espace commun. Il n'est pas étonnant que les sépultures, plus que d'autres constructions, demeurent les vestiges le plus durables et les plus spectaculaires que les archéologues et les historiens découvrent, entretiennent, restaurent car ils revêtent souvent un caractère monumental, pérenne et constituent des patrimoines artistiques exceptionnels (pyramides).

Les rituels de la mort dessinent un itinéraire du cadavre avec les déplacements et rassemblements subséquents des vivants. On peut ainsi identifier les étapes de ce cheminement, à la fois physique et symbolique, où se succèdent, le lieu du décès, le lieu des soins thanatopraxiques, le lieu du cérémonial, les lieux du rituel de deuil, les lieux imaginaires du passage dans l'autre monde, les lieux des pérégrinations et métamorphoses surnaturelles, qui peuvent parfois se cumuler et se superposer ou se distinguer et s'éloigner dans l'espace jusqu'à des distances lointaines (cas des pèlerinages, du transport des reliques, etc.)

– les temps de la mort. Le rituel des morts met ensuite en jeu des temporalités complexes qui s'inscrivent dans les calendriers sociaux et religieux, mais qui ouvrent aussi sur des cycles temporels très normatifs (temps de l'inhumation, temps du deuil, temps de la commémoration). Ces cycles contraignants, inscrits dans des symboliques liturgiques propres à la religion, permettent donc de relier le temps social immanent à des temporalités symboliques et même un « Grand temps », celui des cycles du monde ou des renaissances, dans le cas de la métempsycose.

La mythologie fournit ainsi non seulement une géographie des sites funéraires mais aussi une histoire qui fixe les phases de transformation et de passage et les temps propices aux relations périodiques entre vivants et morts. Ainsi l'imaginaire funéraire nécessite un système complet spatio-temporel de motivations de lieux et de temporalités consacrés que les récits mythiques doivent motiver, mettre en scène et prescrire.

2 | La mise en scène symbolique

Outre cette architectonique spatio-temporelle, les mythes fondateurs de rites proposent d'abord aux consciences un tableau narratif du monde et de la vie *post-mortem*. Cette fonction visionnaire de l'au-delà a inspiré sans doute plus que tout autre l'imagination humaine dans toutes les civilisations. À côté de la connaissance du monde empirique, l'imaginaire doit se donner une vision du monde parallèle, celui des ancêtres, des trépassés récents et des mourants à venir, de leurs lieux de séjours et voyages. Cette mythographie présuppose toujours une cosmologie dans laquelle s'insère la circulation des vivants – animaux et humains – et qui fixe la destinée des morts en fonction des grandes lois de naissance, de devenir et éventuellement de fin du monde cosmique. Les rythmes journaliers, saisonniers, annuels et pluriannuels de la nature dessinent ainsi des cadres à l'imagination des destinées individuelles, dans la mesure où les vivants et les morts s'insèrent dans ce destin du Tout visible et invisible, naturel et surnaturel. La mythologie, comme grand récit qui a un commencement, un milieu et une fin, s'arcboute donc toujours sur une cosmogonie, relatant la naissance des dieux, du monde et des hommes, et sur une eschatologie, une annonce des ultimes transformations du tout à la fin d'un cycle ou à la fin du monde. La mort devient donc une occasion contrainte pour élaborer, conserver et croire au grand récit cosmologique, qui sans elle aurait plus de risques de tomber en désuétude ou dans l'oubli. La mort devient aussi la raison cachée de l'universalité et la vitalité des religions car sans cette issue fatale, quelle serait la raison ultime de croire en et d'espérer dans les révélations des récits mythiques ?

C'est bien cet ordonnancement et cette histoire du monde qui fixent et légitiment la grande répartition du bien et du mal et situent la mort dans une justification transcendante et un ordre moral universel. Le moment de la mort n'est pas seulement une prise de conscience d'une propriété biologique de la vie, qui est d'être caduque et éphémère, mais une confrontation aux valeurs fondamentales de la morale, puisqu'elle vient surdéterminer ces valeurs, autant à propos du sujet mort, qui n'échappe pas au jugement des humains, qu'à propos d'un présumé jugement absolu dans l'éternité. Il n'est pas étonnant que les rites et mythes de la mort lient toujours ensemble les métamorphoses des corps avec des tribulations des âmes en fonction du bien et du mal, qu'elles ont commis ou qui leur seront appliquées. Les mythes des destinées *post-mortem* échappent rarement à cette assignation selon les degrés de moralité apparente ou réelle, relative ou absolue, associant ainsi à ces passages des affects non seulement de douleur et de tristesse mais aussi de crainte et d'espérance quant à la destinée suprême (enfer ou paradis). Cette eschatologie morale peut devenir d'ailleurs plus ou moins complexe selon que la métahistoire porte sur les destinées futures du mort ou implique aussi une histoire antérieure dans le cas des mythes sur les cycles multiples de vie, plus courants en Asie qu'en Europe, du fait de la victoire du monothéisme en Occident.

Il reste que la mythologie est destinée aussi à assurer, modéliser, scénographier une thanatopraxie qui conduit à prendre en charge le cadavre pour le préparer au passage et à la disparition du monde des vivants. Cette phase, la plus visible et la plus ritualisée, se trouve confrontée au devoir de métamorphoser le cadavre impur (lié aux processus de décomposition de la chair) en un corps pur, propre, apte à être montré aux vivants et à entrer dans un autre monde. Elle comporte des tâches pratiques hygiéniques et prophylactiques, contrôlées par des savoirs médicaux, et des tâches symboliques, assumées par des clercs, qui assurent une séparation du corps et de l'âme, les deux se rejoignant pour donner au cadavre le conditionnement symbolique pour survivre, soit comme momie embaumée, soit comme être immatériel, une fois enterré, brûlé et livré aux éléments aériens ou enfouis dans les eaux. Cet ensemble complexe de cérémonies relève donc d'une alliance de soins physiques et de gestes symboliques. Il mobilise des compétences spécialisées, des personnages dédiés, qui ont la charge du mort dans ses ultimes moments de survie physique parmi les vivants, en déroulant les rites de conservation, de sauvegarde, de cosmétique, de momification destinés à assurer une pérennisation soit dans le monde soit dans un autre monde. On y voit mêlés gestes utiles et gestes symboliques, destinés à protéger les vivants et le mort et à lui assurer une conformité au destin dans l'au-delà. Si nous sommes devenus pudiques, voire indifférents à cette survie du cadavre parmi les vivants, la plupart des sociétés traditionnelles consacrent d'importants efforts (et même de ressources financières) pour une ultime spectacularisation du cadavre, destinée autant à assurer les préparatifs du deuil qu'à rendre possibles des veillées de prière ou de commémoration. Le mort ne quitte pas la scène des vivants rapidement ni *incognito* ; il fait souvent l'objet d'exhibitions publiques (sur un catafalque) qui nécessite des reconstructions du corps, des parures, des mobiliers, un décorum, favorables à cette ultime relation des vivants et du mort. Les pompes déployées autour des grands, clercs, héros ou souverains, ont été décrites à grand renfort d'iconographie, de récits littéraires, qui signent l'ultime ascendant de certains êtres sur leurs fidèles ou leurs sujets. Il en résulte une riche panoplie de cérémonies d'exposition et de funérailles qui servent à la société entière à rejouer ses symboles et ses croyances.

Une des formes d'imaginaire les plus inspirées reste sans doute celle de la fabrication d'un double du mort, comme s'il fallait substituer au disparu une image qui lui permet de rester visible au milieu des survivants. L'imagerie des défunts, depuis la photo souvenir des tombes jusqu'au mémorial grandiose, en passant par les bustes, effigies, devient une représentation *post-mortem* destinée à cultiver un souvenir mais revêt aussi souvent une portée magique, le double n'étant pas qu'une image morte mais une sorte de portrait vivant émanant des pouvoirs thaumaturgiques et sacrés. Cette requête d'un double matériel s'appuie aussi parfois sur la croyance en une perdurance d'un fantôme, d'un fantasme, qui peut redevenir visible à certains moments ou pour certaines personnes, d'où naît la culture des revenants qui consacre la toute-puissance des identités multiples, dans cet inter-monde entre identité physique et identité immatérielle. Les corps dématérialisés peuvent ainsi se multiplier, soit dans l'espace des visions intérieures, soit dans l'espace des doublures matérialisées faites de main d'hommes, permettant ainsi au mort de survivre sous d'autres apparences, aussi bien redoutables que bienveillantes ou consolantes. L'image des morts, une fois disparus, sous toutes leurs formes, permet en tout cas de comprendre que l'image ne se réduit pas toujours à une représentation traitée comme simulacre, mais accède à une vie propre que retient bien le terme grec d'*agalma*, forme vivante, statue du dieu, dont l'intercession devient une forme de circulation entre morts et vivants. Se déploie là un imaginaire qui oscille entre le mémorial sacré et l'œuvre d'art, qui maintient vivant l'immense peuple des disparus en doublant l'existence des vivants pour le meilleur et le pire parfois. Ainsi l'imaginaire artistique mais aussi visionnaire, abat les cloisons entre le visible et l'invisible en doublant le monde offert au regard des vivants de présences et de représentations des disparus, élargissant ainsi toute communauté à une totalité télescopant le passé et le présent.

Cette réappropriation de l'image des morts par les vivants est, dans les sociétés traditionnelles, une source prolifique de rites, mettant en jeu des espaces et des temps spécifiques. Il est remarquable de voir combien le rituel de la mort convoque ainsi le langage général de l'imaginaire, en particulier celui des éléments cosmologiques, si attentivement étudiés dans leurs potentialités symboliques par Gaston Bachelard. L'eau, le feu, la terre et l'air sont largement médiatisés pour accompagner le mort, pour l'intégrer dans le quadriparti du cosmos, sous des formes variées, en particulier dans le choix de la sépulture. Le cimetière, fondé sur la puissance de l'ensevelissement tellurique, constitue un aménagement exemplaire de ce culte du mort où le cadavre devenu poussière regagne le sein de la terre sur un mode propre à l'imaginaire maternel et intimiste. De leur côté, les tombes et mausolées, bâtis autour d'une sépulture, maintiennent la présence du défunt au cœur de l'espace public et induisent maintes cérémonies mémorielles à destination des vivants. L'importance des pèlerinages autour d'une tombe ou d'un mausolée témoigne de cette fonction de rassemblement autour des morts. Dans chacun des cas, le mort, dorénavant séparé des vivants, devient un symbole des liens entre les membres de la communauté qui se rassemblent autour d'une relique ou d'une image. L'imaginaire architectural est ainsi un moyen d'annexer l'accident inéluctable de la mort dans l'organisation de la cité présente, comme si le lien actuel de socialité se renforçait par la médiation des anciens disparus. Ainsi les morts participent toujours à l'institution de la reliance sociale, permettant au présent de se reposer sur le passé, et aux morts de devenir les témoins et les garants de la continuité de la socialité. La mort devient ainsi un fait social et même politique, le présent et l'avenir d'une communauté ou d'une société trouvant dans la continuité des générations passées une sorte de légitimé par surcroit pour maintenir la cohésion. L'institutionnalisation peut se renforcer parfois, comme au Japon, au-delà de la mémoire collective à travers un culte des Ancêtres, dont la puissance surnaturelle est appelée à protéger les vivants et à les assister dans leur vie présente.

3 | Partage et transmission du deuil

Enfin l'imaginaire des rites et mythes de la mort participe de la survie des vivants qui ont perdu un proche ou un *alter ego* de la communauté. Toute mort est un événement de perte qui enténèbre la vie, creuse souffrance et douleur en menaçant la capacité de survivre. La ritualisation symbolique de la mort est finalement destinée réellement aux survivants affectés par la disparition d'un des leurs. Si le destinataire déclaré est le mort, la finalité effective de ces rites est d'aider les vivants à assurer leur propre passage, leur traversée de l'épreuve de la mort de l'autre. La socialité éprouvée et perturbée doit pouvoir bénéficier d'une compassion, d'une espérance, d'une sérénité retrouvée, grâce à l'ensemble des croyances mises en scène par les rites. Une des missions latentes de la ritualisation est bien de permettre de surmonter et de canaliser les émotions de l'épreuve. Il est significatif de voir, à cet égard, les sociétés opter pour des registres psychologiques très contrastés. Si certaines habitudes et traditions s'approprient la douleur en la sur-jouant et en la surexposant, au moyen d'une théâtralisation de la douleur, d'autres, au contraire, maîtrisent et intériorisent les émotions par des postures d'autocontrainte. Chaque fois, le rituel funéraire mobilise le corps, ses potentialités d'extraversion ou d'introversion, d'expression ou de maîtrise de soi, ouvrant ainsi la porte à une gestuelle, des poses, des modèles expressifs qui deviennent quasi des canons, des normes comportementales ; cette régulation collective refoule dès lors la spontanéité du vécu au profit d'une conduite endeuillée qui peut atteindre des figures quasi esthétiques. L'anthropologie sociale de la mort montre bien l'écart qui sépare ces modèles éthologiques du deuil ; tantôt la société favorise l'expressivité dionysiaque pouvant aller jusqu'à des expressions hystériques qui libèrent la souffrance jusqu'au paroxysme, tantôt au contraire, dans un registre plus apollinien de l'auto-répression des passions, s'impose la retenue, la souffrance muette, le travail intérieur sur la douleur. L'art n'est pas en reste, qui vient à travers les monuments, les statues, les représentations picturales, la photographie et le cinéma de nos jours, témoigner de ces modes d'expression, dont le baroque européen est une figure significative. La mort devient ainsi l'occasion d'un langage codé des émotions et passions en phase avec les traditions religieuses, philosophiques et morales, relayées par l'architecture, la sculpture et la peinture, surtout à l'occasion des funérailles des grands, qui mettent en scène une sorte de modèle social, qui se décline ensuite plus modestement dans la vie quotidienne des endeuillés ordinaires. L'histoire et l'anthropologie de ces postures et conduites témoignent de cette inventivité de l'imaginaire de la douleur que les expériences des funérailles et du deuil illustrent jusqu'au spectaculaire. Nul doute que le rituel, dans ce cas, joue pleinement sur les ressorts d'une théâtralité, le jeu servant encore de matrice à la transformation des vécus qui y trouvent une catharsis symbolique, apte à assurer et assumer le deuil.

4 | Le tabou contemporain de la mort

L'évolution de toutes les sociétés sous la pression de la sécularisation et de la mondialisation laisse apparaître un net recul des formes traditionnelles, laissant ainsi les hommes de plus en plus seuls face au vécu de la mort, la société elle-même renonçant de plus en plus à intégrer les morts dans la cité. La perte du sacré, du religieux et des traditions fait ainsi disparaître ces médiations symboliques laissant ainsi les vivants avec leur douleur et leur solitude, pour affronter les funérailles et le deuil. Certes, si les funérailles de personnages renommés restent encore aujourd'hui surmédiatisées sur la base de rituels souvent archaïques, voire anachroniques, la mort de gens simples se déroule souvent dans un désert rituel et avec une symbolique minimale et déculturée (ou même multiculturelle ou pluriconfessionnelle). L'individualisation des événements de la vie, même du dernier instant de la vie, expose la mort à une déritualisation et une désymbolisation dont on a encore que peu mesuré les conséquences et les impacts sur l'imaginaire et le réel.

Il est vrai que les obsèques sont de plus en plus aseptisées, transférées aux mains de la médecine légale et même de la technologie et de la science (avec le don d'organe, par exemple), ramenant ainsi l'événement saisissant de la mort dans le territoire d'une rationalité froide. Loin des rites, les funérailles deviennent un moment intime, discret et presque obscène, qui ne trouve plus de formes d'exhibition ni de spectacularisation permettant de ramener la communauté autour du mort. Seul imaginaire inédit qui vient faire irruption, celui d'une thanatologie scientifique qui vient offrir ses programmes d'immortalisation par différentes technologies, de la cryogénisation jusqu'à la transformation des cendres du défunt en bijou de cristal ! Déjà la science vient à nouveau faire renaître des rêves d'immortalité post-religieuse, en promettant de lutter contre une mort tenue pour une maladie et en offrant des voies vers l'immortalité biocybernétique. Il n'est pas dit que cet imaginaire de haute technologie puisse dissoudre l'angoisse et la souffrance dans l'optimisme du savoir prométhéen et puisse retrouver la puissance des rites symboliques du passé.

Reste une ultime revanche par contre de la mort, lorsqu'elle se voit à nouveau de nos jours instrumentalisée à destination des vivants, lorsqu'elle devient transgression et violence. Les catastrophes comme les immolations de protestation politique remettent au cœur de l'actualité médiatisée la puissance de déflagration des émotions, la violence d'affects suscités par la mort. Cette irruption violente resensibilise alors les esprits, habitués à la banalisation sociale, à la question de la signification multidimensionnelle de la mort, laissée en friche par la disparition des mythes et rites. La mort redevient alors de nouveau dramatique, voire tragique, et rend évidente l'impuissance de l'humanité à instituer un ordre loin de la mort. Ces visages non rationalisables de la mort nous rappellent à quel point elle constitue l'essence irréductible de la vie, et combien il importe de lui donner du sens. Donner du sens à la mort et à la vie est sans doute le but ultime de toute culture et de la culture médicale en particulier, après qu'elle ait éduqué, protégé, et enrichi les vivants.

SOURCES DES TEXTES

Les différents chapitres sont issus de versions remaniées de conférences (non publiées) ou d'articles publiés dans des revues spécialisées.

1- « Mythe et idéologie du bien-être corporel dans la société contemporaine », in Levêque, P., (dir.), *Éducation et hygiène du corps à travers l'histoire*, Dijon, Éditions universitaires de Dijon, 1991, p. 127-133. Réédité in Fintz, C., (dir.), *Les imaginaires du corps*, tome 2, *Arts et sociologie*, Paris, L'Harmattan, 2000, p. 195-206.

2- « L'utopie biocybernétique : puissance et servitude ? » in Fintz, C., (dir.), *Les imaginaires du corps en mutation ? Du corps enchanté au corps en chantier*, Paris, L'Harmattan, 2008, p. 483-492.

3- « L'hôpital, échec à l'utopie ? » in *Hôpital et utopie*, Paris, Musée de l'Assistance publique de Paris, septembre 2001, p. 41-48.

4 - « L'éthique face à l'utilisation du médicament », in *Journal de médecine de Strasbourg*, n° 2, février 1992, p. 107-108.

5- « Les images en médecine, entre fascination et doute pour le public » in Amiel, M., Claverane, J.-P., Pascal, C., *Hôpital et innovation technologique : le modèle de l'imagerie*, Lyon, Medica, 2004, p. 69-74.

6- « Procréation médicalement assistée : remédiation occasionnelle et surenchère technique », in *Reproduction humaine et hormones*, 2001, vol. XIV, n° 6, p. 427-428, Eska, 2001.

7- « Les nouvelles frontières de la médecine », in *Actes du 54e Congrès de la SNFMI (médecine interne)*, Lyon, décembre 2006, non publié.

8- « Le moi-peau, interface entre le dedans et le dehors », in Chazal, G. et Salomon, C. (éd.), *François Dagognet, médecin et philosophe*, Paris, L'Harmattan, 2005, p. 169-182.

9- « Éthique et esthétique du corps différent » in Boetsch, G., Hervé, C., Rozenberg, J. (dir.), *Corps normalisé, corps stigmatisé, corps racialisé,* Bruxelles, De Boeck, 2007, p. 147-154.

10- « Résilience et dissidence : la force de la fragilité » in Merlini, F. *et alii* (ed.), *Eranos Jahrbuch,* 2009-2011, Einsiedeln, Daimon Verlag, 2012, p. 151-177.

11- « Penser le sujet malade » in *Pratiques, Les Cahiers de la médecine utopique,* Subjectif, l'inextricable, Imprimerie Chirat, n° 73, avril 2016, p. 48-49.

12- « Une catégorie fondamentale en sciences humaines : l'excès », in *Recherches et documents de Centre Thomas More,* L'Arbresles, 1981, n° 31, p. 19 à 28. Nouvelle version : « Figures du désordre, des excès et des extrêmes », dans Ferrari, F. et Poirier, J., *Le désordre dans tous ses états,* Dijon, Éditions universitaires de Dijon, 1999, p. 25-40.

13- « Questions d'éthique de la psychiatrie d'urgence », non publié.

14- « Morale sexuelle » (article) in Brenot, P. (dir.), *Dictionnaire de la sexualité humaine,* Bordeaux, L'esprit du temps, 2004, p. 410-415.

15- « Médecines alternatives » in Mouillie J.-M. (dir.), Médecine et sciences humaines, Paris, Les Belles Lettres, 2007, p. 82-85 ; « Atouts et sortilèges des médecines alternatives », In *Les guérisons inexpliquées sont-elles miraculeuses ?*, Paris, L'Atelier, 2009, p. 13-22.

16- « Le progrès médical face à la mort : une frontière à dépasser ou un seuil à franchir ? », in Forum des Sciences humaines, *La médicalisation de la vie,* Colloque de la maison de l'Unesco, 14-16 décembre 2000.

17- « Anthropologie symbolique de la mort », postface, in Caiozo, A. (éd.), *Mythes, rites et émotion. Les funérailles le long de la route de la soie,* Paris, Honoré Champion, 2016, p. 503-512.

TABLE DES MATIÈRES

www.ingramcontent.com/pod-product-compliance
Lightning Source LLC
LaVergne TN
LVHW010934051026
849532LV00003B/975